JN328206

「ゆがみ」を治す！

アゴのゆがみが
肩こり・腰痛・
冷え・不眠・
肥満などの
原因だった！

渡辺 泉
カリスマ整復師
三宿整骨院院長

さくら舎

これらの症状は
カラダのゆがみから！

症状一覧

- 頭痛
- めまい
- 肩こり
- 首こり
- 腰痛
- 膝痛
- 肌のたるみやシワ
- むくみ
- 肥満
- 手足の冷え
- イライラ
- 生理不順
- 不眠
- いびき
- 睡眠時無呼吸症候群
- 花粉症
- アレルギー性鼻炎
- 便秘
- 肌荒れ
- 目の疲れ
- なんとなくだるい

など

こういった症状を
一気に改善することができます！

アゴ（顎関節）とカラダのゆがみの関係をチェックしてみましょう！

こんなふうにゆがんでいませんか？

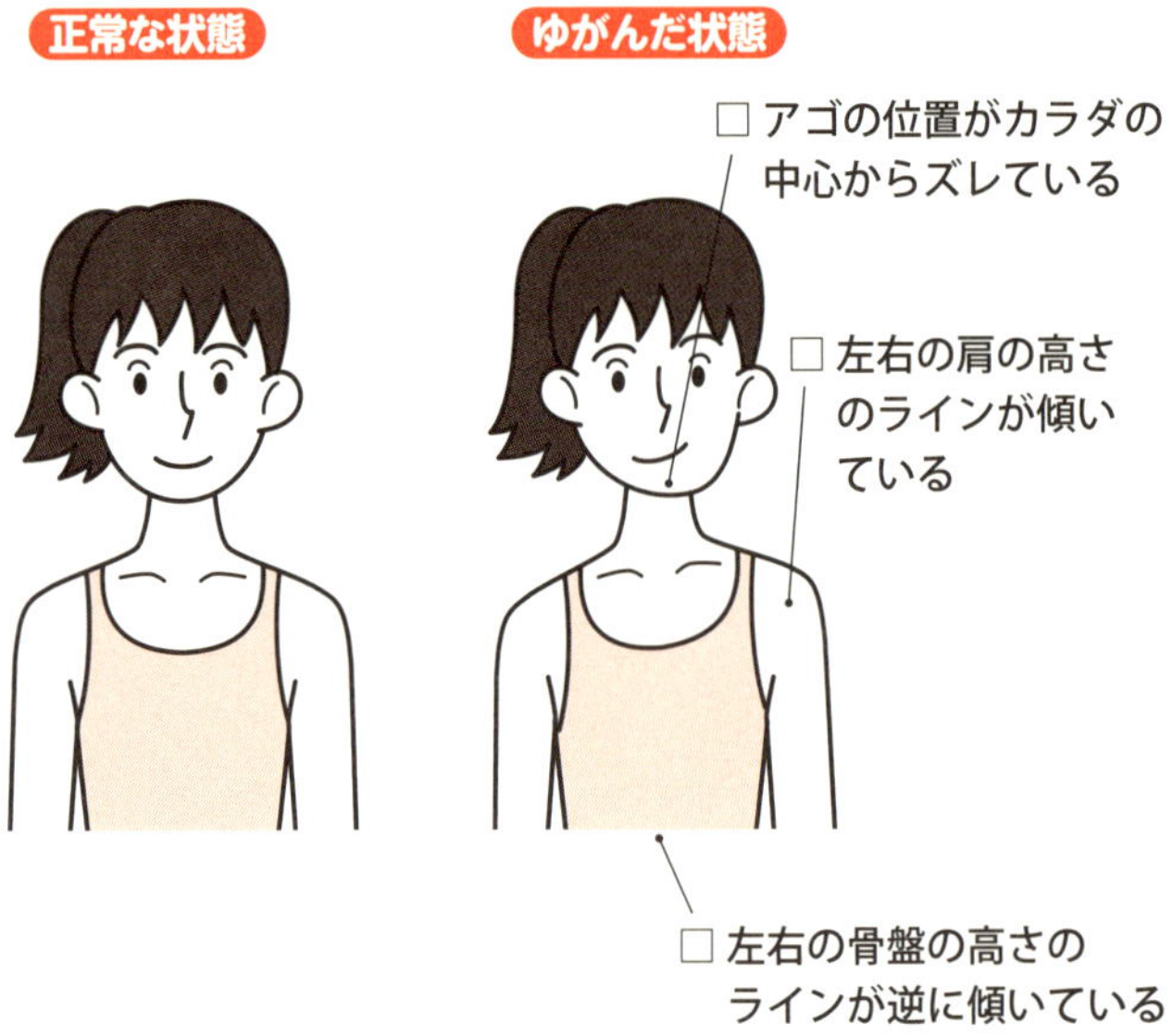
正常な状態
ゆがんだ状態
□アゴの位置がカラダの中心からズレている
□左右の肩の高さのラインが傾いている
□左右の骨盤の高さのラインが逆に傾いている

そのゆがみ、アゴのゆがみが原因です！

９割の女性はアゴ（顎関節）のゆがみに気づいていない！

思い当たることはありませんか？

- □ 口が開きにくいと感じる
- □ 口を開くときにアゴの付け根が痛む
- □ 開け閉めすると、コツコツ音がしたり、アゴがカクカクする

ひとつでも当てはまる ➡ **隠れ顎《がく》関節症**

CHECK

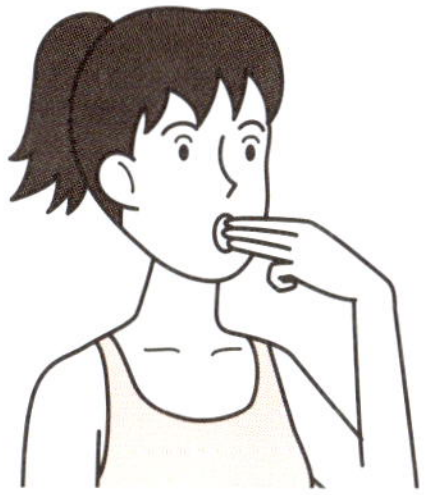

口を開き、手の指３本を縦にして入れ、入るかチェクしよう。入らなければゆがんでいる可能性あり。

そのまま放っておくと、かなりゆがみが進行します！

カラダのゆがみの８割は
アゴ（顎関節）のゆがみだった！

アゴの位置がゆがみの元凶

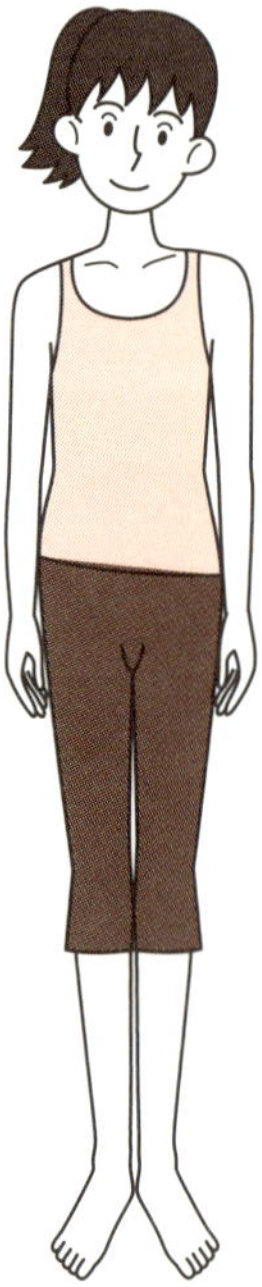

・骨盤矯正などでゆがみをとっても、すぐに戻ってしまう…

アゴから連鎖する！

下アゴの位置がカラダの重心を決めています。重心がずれて、アゴがゆがんでいくと、頸椎→背骨→骨盤と連鎖していく

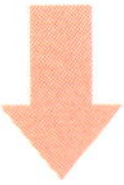

アゴのゆがみをとらない限り、
カラダのゆがみは治りません！

アゴ（顎関節）のゆがみの原因は かみグセ！

無意識のかみグセがアゴをゆがませる！

かみグセとは：片方の奥歯で多くかむ「片がみ」のこと

「片がみ」になる原因

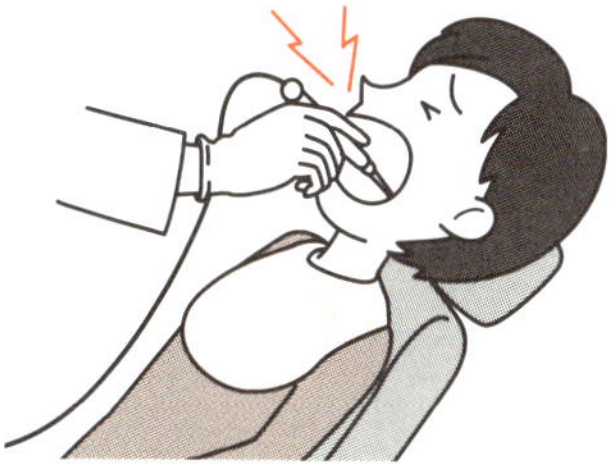

歯の治療：
歯の治療の不適合、
奥歯の抜歯、歯列矯正など

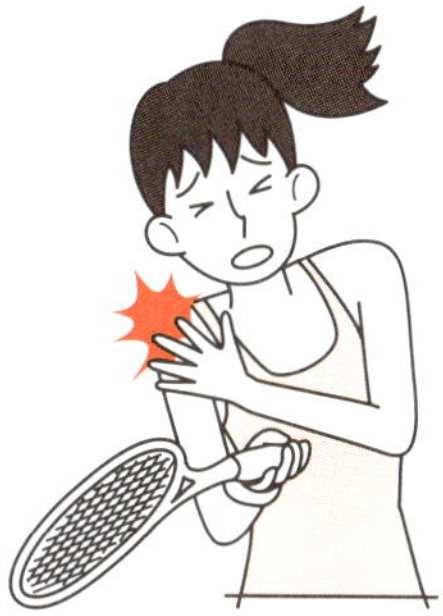

ケガや事故：
スポーツ中の接触によるケガ、転倒事故、むちうち症など

かみグセは本書ですぐに直せます！

アゴ（顎関節）のゆがみは美容の大敵！

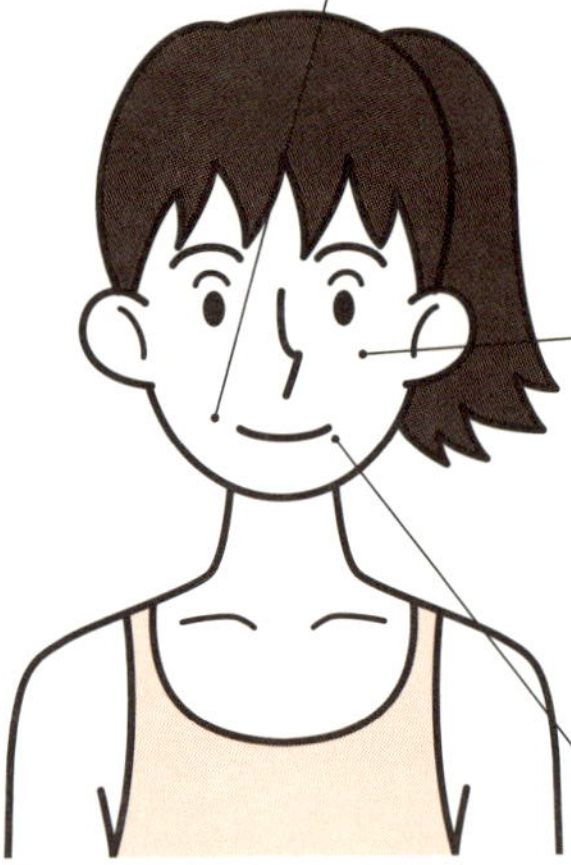

□ **チェックポイント1**

左右のほうれい線の長さや深さが違う

＊かみグセ側のほうれい線は長くて薄く、反対側は短くて濃くなります

□ **チェックポイント2**

左右の頬骨の高さが違う

＊少し顔を上に向けた状態で鏡を覗き込み、頬の部分を観察すると違いがわかりやすいでしょう。かみグセ側の頬がへこみ、反対側の頬が高くなります

□ **チェックポイント3**

軽く唇を閉じて微笑むと、左右の口角の上がり方が違う

＊かみグセ側の口角が上がります

ゆがみの影響

アゴがゆがむことで、シワやたるみ、むくみ、鼻や目のアシンメトリー、肥満、O脚、X脚などになる

ゆがみを治せば
全身がみるみるキレイになります！

基本テクニックで
すぐに効果があらわれる！

ガムかみエクササイズ

粒ガムを2〜3個、普段かまない側へ入れ、鼻で呼吸をしながら、ガムをゆっくりとかみつぶす。1回にかむ時間は20〜30分を目安に。
詳しくは P83 へ

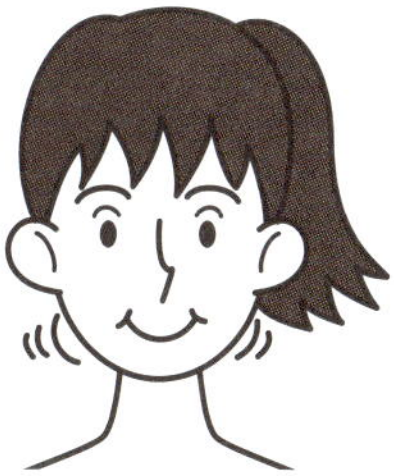

アゴ周辺の骨マッサージ＆リラクゼーション・ストレッチ

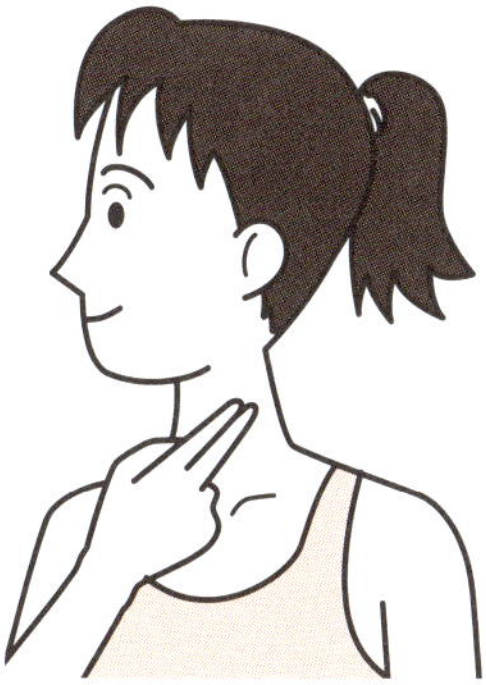

アゴの付け根から鎖骨にかけての胸《きょう》鎖《さ》乳《にゅう》突筋《とつきん》と鎖骨周辺の骨をこするようにマッサージしていきます。血流やリンパの流れもよくなります。
詳しくは P86 へ

舌突き出しエクササイズ

斜め上（45 度ぐらい）を向き、そのまま下アゴを開いて、舌を前に突き出す。その状態で 10 秒キープしたら、舌と下アゴをゆっくり元に戻します。

詳しくは P89 へ

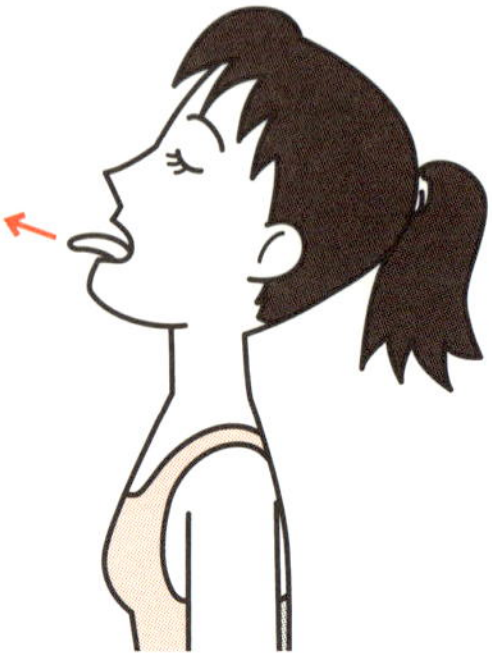

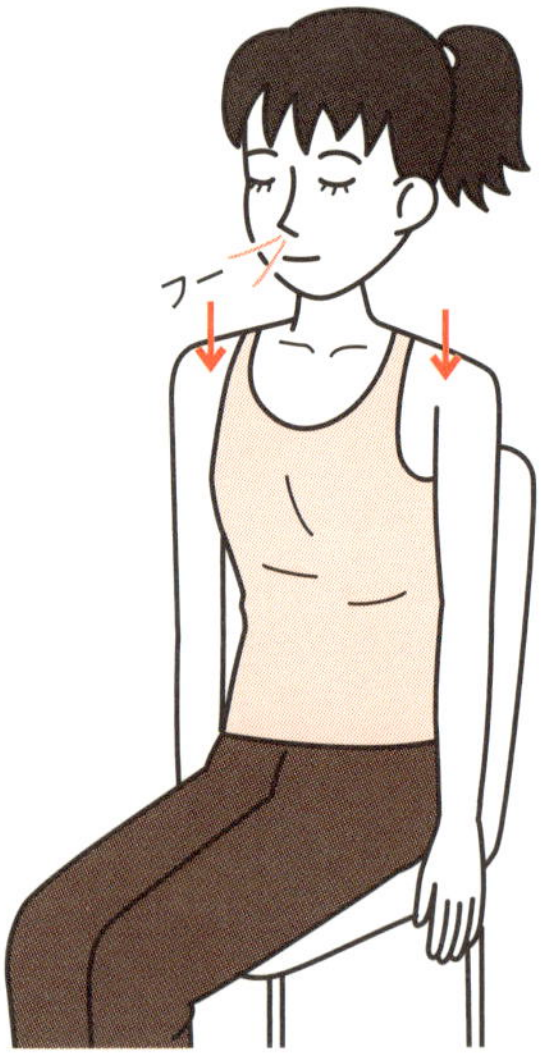

肩すぼめ呼吸エクササイズ

背筋を伸ばして椅子に座り、鼻から息を吸って、胸を大きくふくらませる。息を止め、肩をぐっと引き上げて 10 秒間キープ。鼻から息を吐きながら、肩を下ろします。

詳しくは P92 へ

寝てバンザイ呼吸エクササイズ

仰向けに寝て、両腕をバンザイする。鼻から息を吸い、肋骨を上に引き上げるイメージで胸をふくらませる。鼻からゆっくりと息を吐きましょう。

詳しくは P95 へ

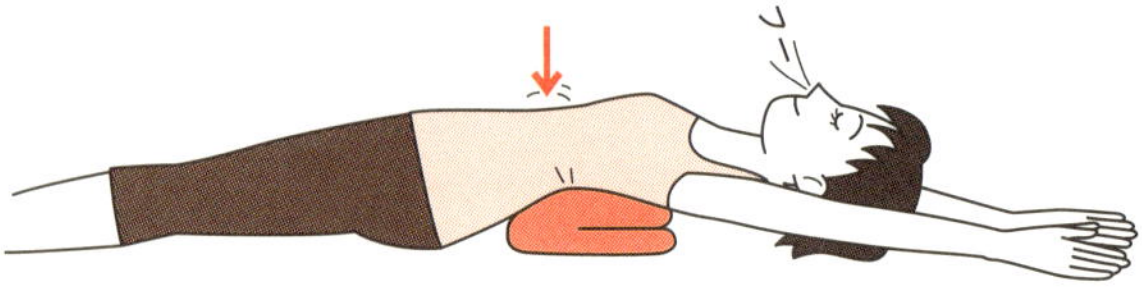

はじめに

肩や首がこるからマッサージでほぐす。

シワが気になるからスキンケアをする。

やせたいからダイエットをする。

どれも当然のことだと思いますよね。

ところが……、こりをほぐしても、またすぐこる。

スキンケアをしているのに、ほうれい線は深くなるばかり。

ダイエットをしても、なかなかやせない。

そうして、あちこちの整体やマッサージを渡り歩いたり、新製品のコスメを次々と試したり、さまざまなダイエット法に挑戦したりと、健康でキレイになるための努力を延々と繰り返している——そのような女性は多いものです。

この本を手にとられたあなたも、そのひとりかもしれませんね。

実は、肩こりも、シワも、肥満も、同じひとつの方法で解決できるとしたらどうでしょう。

「そんな魔法みたいなこと、あるはずないでしょう」という声が聞こえてきそうですね。

ですが、これまで何をやってもうまくいかなかった人ほど、その「魔法」が効く可能性が高いのです。

魔法の秘密は、ズバリ、アゴの矯正。悪いかみグセなどによって、ゆがんだまま固まっているアゴの関節を、ほぐして正しい位置にリセットすることです。

「アゴの矯正《きょうせい》?」と疑問に思う人も「骨盤矯正」なら聞いたことがあるでしょう。私自身も股関節が専門で、当初は専門をいかした股関節・骨盤の矯正を行っていました。

しかし、詳しくは本書の中で述べますが、股関節や骨盤の矯正だけで、全身のカラダのゆがみを治したり、スキンケアやダイエットなどの効果まで得たりするのは、はっきりいって難しいのです。

そうして研究をする中で発見したのが、「顎《がく》関節」つまり「アゴの関節」のゆがみです。

私たちのカラダは、立った状態のとき、下アゴの位置で重心が決まります。ですから、どんなに骨盤のゆがみを調整して背骨をまっすぐにしても、アゴ(顎関節)がゆがんでいると、ゆがんだ状態でバランスをとろうとするので、頸椎から背骨、骨盤へとゆがみは連鎖してカラダはまたゆがんでしまいます。さらに、**アゴがゆがめば、顔もゆがみます。**

このように、アゴを矯正しないと、何をやってもうまくいかないのです。

そうして、アゴの矯正に着目し、より効果的で確実な矯正法を工夫する中で生まれたのが、「アゴの関節リセット全身美人術」のノウハウです。

「アゴの関節リセット全身美人術」の最大の特徴は、**簡単で、なおかつ、効果がすぐにあらわれることです。**

基本テクニックは、**簡単なストレッチ、骨マッサージ、エクササイズ、呼吸法を、すべて合わせて、たったの5つ。**しかも、顔や首、肩などアゴに近いところなら、その場ですぐに効果がわかります。たとえば、頭痛、肩こり、めまい、耳鳴り、顔のたるみ、左右の鼻や目のアシンメトリーなどは、やった瞬間よくなります。自宅で誰でも簡単にできるので、続けることで、継続して維持できるようになります。

基本テクニックに、目的別の体操やストレッチ、呼吸法をひとつか2つ加えることで、効果はさらにアップ。上半身の悩みのほとんどはこれだけでカバーできます。また、首まわりには自律神経やリンパ管が通っているので、不眠や冷え、高血圧、動悸、胃腸不良、生理不順、肥満なども同時に改善されます。

さらに、腰痛や膝の痛み、O脚、足のむくみ、たれ尻など下半身の悩みもどうにかしたいという人は、プラスアルファ・テクニックとしてアゴとともに股関節・骨盤も矯正する「3関節同時矯正法」を行うことで、頭のてっぺんから足のつま先まで全身の悩みを一気に解決することができます。

「3関節同時矯正法なんて、なんだか大変そう」と感じるかもしれませんが、これも簡単なエクササイズを2つだけ。しかも、基本テクニックとプラスアルファ・テクニックとを同時に行う必要はありません。たとえば、午前中は基本テクニックを、午後はプラスアルファ・テクニックを行うというのでもいいのです。

いつでも好きなときにちゃちゃっとできる。

効果がすぐに目に見える。

それが本書でご紹介する「アゴの関節リセット全身美人術」です。

また、基本テクニックは鏡の前で行うので、自分自身をしっかりと見つめて、いいところ、悪いところを見つけ、自分のことを受け入れるいい機会にもなります。キレイになるには、まず自分自身のことを受け入れ、愛してあげることが大切です。

慢性的な肩こりや腰痛に悩んでいる人、ほうれい線が深くなり見た目年齢で損をしている人、ダイエットで失敗、挫折を繰り返している人、O脚がひどくスラリとした美脚に憧れている人……。

本書が「健康で美しい自分」を目指すすべての女性の役に立つことを心から願っています。

渡辺《わたなべ》　泉《いずみ》

■目次

第2章　「かみグセ」と「顔・カラダのゆがみ」をチェック！

第5章　体型改善テクニック
目的別メニューで、気になる悩みを一気に解消！

「ゆがみ」を治す！

――アゴのゆがみが肩こり・腰痛・冷え・不眠・肥満などの原因だった！

第1章

「アゴのゆがみ」は万病のもと!

アゴ（顎関節）のゆがみがすべての原因

「見た目」や体調の変化は、「ゆがみ」から

近年、「カラダのゆがみをとれば、健康でキレイになれる」と謳《うた》った、ゆがみを矯正する健康・美容法が注目されています。「ゆがみ」が健康や女性の「キレイ」を邪魔するのは、本当です。

カラダがゆがむと重力がまっすぐかからなくなり、カラダの左右の負担が違ってきます。その結果、ストレスの多くかかっているところに、痛みが出やすくなります。

また、たとえば、背骨がゆがんでねこ背になったり、脚がゆがんでO脚になったりすると、スタイルが大きく崩れて、見た目にも損をします。

さらに、カラダがゆがむことで血液やリンパの流れが悪くなったり、自律神経の働きが阻害されたりすると、さまざまな不調が起こります。頭痛、めまい、肩こり、腰痛、膝痛、

肌のたるみやシワ、むくみ、肥満、手足の冷え、イライラ、生理不順、不眠、便秘などの症状は、カラダのゆがみから来ていることも多いのです。

カラダのゆがみをリセットして、重力に対してカラダがまっすぐな状態になれば、左右のバランスがとれて自然にスタイルがよくなり、痛みも解消します。また、滞っていた血液やリンパの流れがよくなり、自律神経のバランスも回復すれば、代謝や免疫力、新陳代謝もアップします。すると、カラダは自然に引き締まり、肌つやもよくなって、生理不順や便秘、頭痛、イライラなどの不快な症状も消えていきます。

カラダのゆがみをとることで、本当に、気持ちもカラダもすっきりして、いきいきと元気にキレイになれるのです。

「骨盤矯正」だけではうまくいかない理由

カラダのゆがみをとる方法として、もっとも知られているのは「骨盤矯正」でしょう。

カラダの土台である骨格は、頭から足先まで関節を通してつながっていて、どこか一カ所でもゆがみがあると、バランスが崩れてカラダ全体がゆがんできます。そこで、カラダの中心にあって上半身と下半身とを連結している骨盤を調整して、全身のゆがみを一気にとろうというわけです。

ところが、です。骨盤だけを調整してカラダのゆがみを治しても、しばらくするとまた元に戻ってしまうことがよくあります。骨盤矯正だけでうまくいく人といかない人がいて、うまくいかない人のほうが多いのです。

骨盤矯正だけでうまくいく、いかないの差は、どこにあるのでしょうか。

私は、これまで2万人以上の人たちのカラダのゆがみを診てきましたが、その経験から、次のことを突き止めました。

それは、**カラダにゆがみのある人の8割はアゴ（顎関節）にゆがみがあり、その人たちのゆがみを骨盤矯正だけで治すことは難しい**ということです。

「はじめに」でもふれたように、私たちのカラダの重心には、アゴの位置が関係しています。従って、アゴの位置がズレてゆがむと、ゆがみはアゴから首へ、首から肩へ、さらに背骨へと、カラダ全体に連鎖していきます。この状態で骨盤矯正をしても、アゴのゆがみをとらない限り、全身へのゆがみの連鎖は再び起こり、元の木阿弥《もくあみ》になってしまうのです。

では、どうすればいいのでしょう。

アゴにゆがみのある人は、直接アゴのゆがみをとること。これがもっとも確実で、もっとも早い、ゆがみ解消法です。骨盤矯正でうまくいかなった人も、アゴを矯正することで、みるみるゆがみがとれて、驚くほど健康でキレイになれます。

アゴのゆがみは不調・病気のもと

あまり知られていませんが、実は、アゴのゆがみは万病のもと。放っておくと、顔を醜くゆがませ、ボディラインを崩し、さまざまな痛みや不快な症状をもたらします。

アゴのゆがみが怖いのは、なんといっても、アゴのゆがみイコール顔のゆがみという点。フェイスラインはアゴそのものですから、アゴがズレると顔の輪郭が変わります。

たとえば、正面から見て、アゴ先が右にズレているときは、アゴのズレにともなって、右側の眉や目はたれ、頬骨が出て、口角が下がり、鼻筋が左に曲がります。また、頬骨の出ている右側には、濃く短いほうれい線がくっきりと刻まれるのに対し、頬骨の引っ込んでいる左側には、薄く長いほうれい線ができます。このように、アゴがズレると左右のバランスが崩れ、顔全体がゆがんでしまいます。

さらに、アゴがゆがむと口が開きにくくなります。すると、エラの部分にお肉がついてたるみ、顔が大きくなります。ゆがみがひどくなると、いびきや歯ぎしり、口呼吸にもなり、歯周病、睡眠時無呼吸症候群などの症状があらわれてくることもあります。

そして、アゴがゆがむと首もゆがみます。

首の筋肉は、アゴを動かす咀嚼筋《そしゃくきん》や表情筋と連動しているので、アゴの開閉は頸椎に影響を与えます。すると、首を通る血管が圧迫されて顔面や脳への血流が悪くなり、肌あれや頭痛、めまい、耳鳴り、立ちくらみなどが起こりやすくなります。集中力や記憶力が低下することもあります。

首がゆがむと、肩や鎖骨もゆがみます。ゆがんだ状態で無理にバランスをとろうとするため、首から肩にかけての筋肉が緊張してこります。こりがひどくなると、腕のしびれや肩甲骨まわりの痛み、頸椎ヘルニア、五十肩などの症状があらわれることもあります。

また、首から胸にかけてのデコルテ周辺は、大きな血管やリンパ管、自律神経などが通る「女性のキレイ」にとって大切なエリアです。たとえば、首がゆがんで、リンパや血液の流れが悪くなると、老廃物の排出が悪くなって肌トラブルが増えたり、代謝の衰えから太りやすくなったりします。

耳の後ろから鎖骨にかけての太い筋肉（胸鎖乳突筋《きょうさにゅうとつきん》）の左右のバランスが悪くなると、その奥を通る自律神経のバランスも乱れます。すると、急にめまいや動悸がして息苦しさを感じたり、慢性的な頭痛や疲労感に襲われたり、カラダが冷えたり、夜よく眠れなくなったり、便秘や下痢気味になるなど、カラダのあちらこちらで体調不良が起こります。

さらに、ホルモン分泌とも密接に関わっているため、女性ホルモンのバランスが乱れて、月経前症候群のイライラや生理痛が重くなったり、生理が不順になるなどの月経トラブルが起こりやすくなったりします。不定愁訴や更年期障害の症状が重く、薬を服用しても改善せずに悩んでいた人が、アゴのゆがみを調整した途端に調子がよくなったということもよくあります。

このように、アゴのゆがみは、女性の健康や美しさにとって、大敵なのです。

「ポカン口」「口呼吸」もアゴのゆがみから

アゴがゆがむと、口を閉じにくくなり、黙っていても口の開いている、いわゆる「ポカン口」になります。

同じ顔でも、キュッと口角の上がった口もとと、だらしなく開いた口もとでは、印象が大きく異なります。また、しまりのない口もとをしていると、表情筋が衰えて、頬や目元もゆるみ、顔全体がぼんやりした印象になります。

しかも、ポカン口は、見た目の印象が悪いだけでなく、「口呼吸」になりやすいので、注意しなくてはいけません。

人のカラダはもともと鼻で呼吸するようにできており、口は食べたり飲んだりするのが主な役目です。ですから、**本来の役割ではない口呼吸をすると、さまざまな障害を招きます。**

たとえば、口で呼吸をすると唾液が乾くため、唾液の殺菌作用が落ちて、虫歯ができたり歯周病になったりします。口の奥にある喉や気管の粘膜も乾燥して免疫機能もダウンします。すると、空気中に含まれている雑菌やウィルスなどがカラダの奥まで侵入して、風邪やインフルエンザにかかったり、鼻炎や花粉症、アレルギー性皮膚炎などを発症したりします。

また、鼻呼吸に比べ、口呼吸では体内に取り込む酸素の量が少なく、全身が酸欠状態になります。そのため、いつも疲れやすく、集中力や運動能力が低下し、場合によっては、自律神経失調症や免疫病、循環器や消化器系の病気までもたらすこともあります。子どもの場合には、歯並びに影響することもあります。

気がつくとポカンと口が開いているという人は、意識して口を軽く閉じ、鼻で呼吸するよう心がけることが大切です。とくに最近の若い世代にはポカン口の人が増えているので、注意してください。

Column

自律神経とは

自律神経は、内臓や血管、腺などを調整して呼吸や血液の循環など生きるために不可欠な機能をコントロールしている神経です。交感神経と副交感神経の2つからなり、2つの神経がバランスをとりながら働いています。

このうち、交感神経は主にカラダの活動を助けるように働きます。一方、副交感神経はエネルギーを蓄えたり休ませたりとカラダを養う役割を果たしています。私たち人間のカラダは、昼の戦闘モードの間は交感神経が優位になり、夜になると副交感神経が優位になって、安らかな眠りが得られるようにできています。

自律神経は、ストレスの影響を受けやすいため、ハードワークや不規則な生活が続くと、自律神経の働きが乱れ2つの神経の切り替えがうまくいかなくなります。たとえば、仕事のストレスで交感神経の緊張が夜になってもとけないと、眠れなくなったり、逆に昼に副交感神経が緊張すると、眠気や倦怠感が強くなってやる気がうせたりします。

また、自律神経が乱れると、免疫システムやホルモンバランスも乱れることになります。

さて、アゴと連動する首は自律神経の通り道です。従って、アゴのゆがみは、自律神経に大きな影響を与えることになります。

自律神経のバランスを保つには、アゴのゆがみをとり、二度とゆがみが戻らないよう心がけるとともに、日常生活のリズムを崩さないことが大切です。

アゴがゆがむ原因は「かみグセ」

9割の人はアゴのゆがみに気づいていない

女性の健康や美容にとって、アゴのゆがみがキーポイントになることはおわかりいただけたと思います。

ちなみに、厚生労働省の調べによると、女性が感じている不快な症状の第1位は肩こりだそうです。肩こりの主な原因はカラダのゆがみですが、そのカラダのゆがみの原因はアゴのゆがみによることが多く、この調査結果からも、女性の多くは多少なりともアゴのゆがみがあると推察できます。

ところが、約9割の人は自分のアゴがゆがんでいることに気づいていません。

知人の紹介で私の治療院を訪ねて来られたある患者さんは、ひどい偏頭痛に10年間も悩まされ、外出もままならない生活を送られていたそうです。そこで、顎関節と頸椎のゆがみを矯正したところ、その場で症状は劇的に改善。ご本人は「まさか、アゴと頸椎のゆがみが原因だったなんて、思いもよりませんでした」とびっくりされていました。

この方のように、アゴのゆがみに気づかないまま、その影響を受けている人はたくさんいます。

「最近、なんとなく疲れやすく、体調がおもわしくない」
「急にシワがくっきりと目立つようになって、フケてきた」
「ダイエットをしてもなかなか体重が落ちず、体型がどんどん崩れてきた」

あなたは、このような悩みを持ちながら、その原因をストレスや疲労、加齢のせいにしていないでしょうか？

自分では頑張っているつもりなのに、何をやってもうまくいかないのは、アゴのゆがみが努力の邪魔をしているのかもしれません。アゴのゆがみが原因なら、アゴを調整することで、カラダはみるみる変わります。それまでの不調が嘘のように解消します。

これまで失敗続きだった人も、急な心身の衰えを感じている人も、健康でキレイになることを諦めたり、別の方法を試したりする前に、本書を参考にしてアゴのゆがみを調整してみてください。ほんのちょっとの手間で、効果はその場ですぐにあらわれます。少しでも効果のあった人なら、続けることで、いつのまにか見違えるほどいきいきとして、キレイになります。

とりあえず、一度やるか、やらないか。その差は、半年後、一年後のあなたに、大きな違いとなってあらわれてくるでしょう。

「隠れ顎関節症」思いあたる人は要注意！

ここまで、アゴのゆがみとその弊害についてお話をしてきました。

「でも、私のアゴってゆがんでいるの？」

と疑問に思われた方もいらっしゃるでしょう。たとえば、左右の目の大きさやほうれい線の出方の違いを気にしていても、アゴのゆがみには無頓着な人が少なくありません。

そこであなたに質問です。

口を開きにくいと感じることはありませんか？

開くときにアゴの付け根が痛みませんか？
開け閉めすると、コツコツ音がしたり、アゴがカクカクしたりしませんか？

ひとつでも思いあたる人は、アゴがゆがんでいます。いわゆる「隠れ顎関節症」です。あなたはいかがですか？

「そういえば、ちょっと開きにくい」「ときどき痛むことがある」という人も、すでに症状が出始めているので、要注意です。若い世代の２人にひとりが、このような「隠れ顎関節症」に該当するといわれています。

口がちょっと開きにくいとか、たまに痛みがあるとか、日常生活に困らない程度の顎関節症の場合、たいていそのままやり過ごしてしまいます。そうして放置している間に、ゆがみは進行して、やがてさまざまな全身症状があらわれるようになります。

しかし、アゴのゆがみに気づいていないために、痛みや不快な症状の原因がさっぱりわからず、結果、あれこれ悩み、あちこちの病院にかかることになってしまうのです。

悪い「かみグセ」で、アゴがゆがむ！　顔がゆがむ！

それでは、なぜアゴはゆがむのでしょうか。

もっとも一般的なのは、ものをかむときに、**左右どちらか一方の奥歯で多くかむ「片がみ」のクセ**です。

あなたは左右の奥歯で均等にかんでいますか？
決まった片側のアゴばかりを使っていませんか？

このように質問すると、たいていの人は「あれ？　どうかな」ととまどいます。

たとえば、「奥歯の治療をしていて右側は痛くてかめない」とか「ひと口食べるごとに両側で30回ずつかむようにしている」とか、「かむ」ことをよほど意識している人はともかく、たいていの人は無意識にものをかんでいます。そのため、いつのまにか片側でかむようになっていても、気づかないままやり過ごし、やがてそれが「片がみ」のクセになってしまいます。

「クセ」といいましたが、実は、きっかけになる大きな要因があります。なんらかの歯のトラブルです。

歯の治療を受けたときのことを思い出してみてください。上下の歯をカチカチと合わせながら、何度も歯のかみ合わせを確認しますね。

ところが、このかみ合わせの確認は寝た状態で行われるため、起き上がった状態ではズレていることがよくあります。ほんの数ミリのズレであっても、左右のアゴにかかる負荷には差ができるため、本能的に負荷の小さいほうのアゴでかむようになります。

こうして、**かみやすいほうでかんでいるうちに、アゴがズレ、ますますかみやすいほうでかむという悪循環が生まれ、片がみのクセがつく**わけです。

奥歯の抜歯や歯列矯正によって、かみ合わせが変わってしまった場合にも、同じことが起こります。側弯症《そくわんしょう》やそのほかのカラダのゆがみの治療のために私の治療院に通って来る小学生、中学生、高校生のうち、約７割の子は歯列矯正をしています。

このことから、歯の矯正などによるアゴのゆがみがきっかけとなって、全身のゆがみが始まったと思われるケースが少なくありません。

また、虫歯や歯周病などの痛みをかばって反対側でかんでいるうちに、片がみのクセがつくこともよくあります。

いままで歯の治療のまったく必要なかったという人は、おそらくまれだと思います。ほとんどの人が一度は歯の治療を受けており、それがもとで片がみのクセがつき、アゴがゆがんでいる可能性は非常に高いといえましょう。

そのほかの原因としては、スポーツ中のケガがあります。たとえば、野球やテニスのボールが顔に当たったり、サッカーやラグビーで相手とぶつかったりして片側のアゴに痛みが生じて、反対側でかんでいるうちに片がみのクセがつくことがあります。

また、転倒して顔面を強打してアゴがゆがんだり、むちうち症などによって頸椎にゆがみが生じたりすることで、首と連動しているアゴが開きにくくなるケースもあります。


足のケガが原因で「片がみ」のクセがつくこともあります。たとえば、右足をケガしていると、痛みをかばって左脚荷重になります。すると、重心のかかっていない右脚のほうが長くなり、左の肩が下がって、右肩が上がってきます。右肩が上がっているので、右のアゴが上がり、結果、右でかみやすくなる。このように、土台が曲がっているために、片がみになるというケースも、まれにあるのです。

アゴのゆがみの原因は かみグセ！

無意識のかみグセがアゴをゆがませる！

かみグセとは：片方の奥歯で多くかむ「片がみ」のこと

「片がみ」になる原因

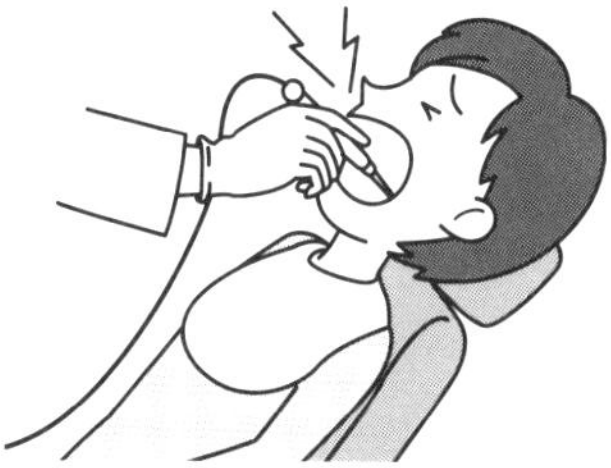

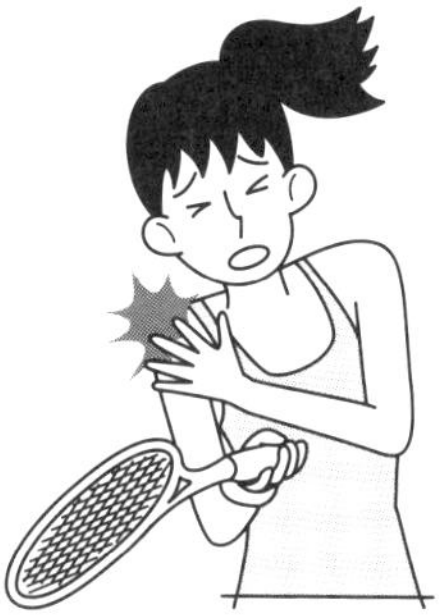

歯の治療：
歯の治療の不適合、
奥歯の抜歯、歯列矯正など

ケガや事故：
スポーツ中の接触によるケガ、転倒事故、むちうち症など

かみグセはすぐに直せる！

ょう。

「片がみ」は、こんなふうに顔やカラダをゆがめていく

たとえば、右の奥歯に痛みがあって、左側ばかりでかむ「左片がみ」になったとしましょう。

左側でかんでいるうちに、左アゴは左奥のほうに向かって引き上がり、右アゴは下がってきます。これは、よくかむ側のアゴの関節がゆがんで周辺の筋肉が緊張し、その筋肉に引っ張られてアゴが奥に入り込むのに対し、かまない側の筋肉は衰えてたるみ、その重みに引っ張られる格好で、口を開けたときにアゴが下がってくるためです。

右側ばかりでかむ「右片がみ」の人では、逆のことが起こります。右アゴが上がって、左アゴが下がります。

要するに、よくかむ側のアゴは上がり、かまない側のアゴは下がるのです。そうしてアゴの位置がズレると、顔全体もゆがみます。片がみのクセを放っておくと、顔がどんどん変形することになるので注意が必要です。

片がみによるアゴのゆがみの影響は、顔の変形だけにとどまりません。やがて全身のゆ

がみをもたらします。

私たちのカラダは、てっぺんにのっかっている重い頭部を、下アゴで上手にバランスをとりながら支えて立っています。つまり、下アゴはいわばおもりの役目をしているわけです。ですから、下アゴの位置が少しでもズレると、カラダはバランスをとるために、背骨や骨盤の位置をズラして微調整することになります。

つまり、カラダをゆがめてバランスをとるわけです。このように、おもりである下アゴがカラダの中心から右か左にズレると、頭部も背骨もズレたほうに引っ張られ、カラダ全体がゆがんで傾くことになるわけです。

それでは、アゴのゆがみは、カラダ全体にどのように連鎖していくのでしょうか？

左片がみの場合でご説明しましょう。

アゴの左側ばかりでかんでいると、左の筋肉が緊張して縮み、右アゴは前に押し出されて下がります。すると、アゴと連動して動く肩も左が上がり、右は下がって前へ出てきます。たれた腕の重みで右下に引き下げられるためです。

この状態が長く続くと、右肩の関節はインピンジメントといって衝突が起こってきます。するど、肩を動かすたびに関節内の軟部組織がすれて傷み、肩の可動域が狭くなって肩甲骨も動きにくくなります。結果、腕が上がりにくくなって五十肩のようになります。肩が斜めにゆがむことで、鎖骨や胸椎もゆがみます。

左肩が上がって右肩が下がると、上半身のバランスをとるために、右の骨盤が上がり、連動して右の股関節も上がります。反対側の左の骨盤と股関節は下がります。

左の骨盤・股関節の位置が右側より低くなったことで、上半身の重みがかかりやすくなり、左脚荷重になります。

右片がみでは、これとまったく逆の連鎖が起こります。

このように、カラダのゆがみはS字上に連鎖していくことが多いのですが、足首や膝、股関節など下半身に何かトラブルがあると、曲がり方はより複雑になります。これについては、第4章で述べます。

「片がみ」のクセが続くと、事態はさらにやっかいに！

「アゴのゆがみは万病のもと」と前述しましたが、片がみのクセが長く続き、ゆがみが骨盤や股関節まで波及すると、さらにやっかいな症状やトラブルがあらわれてきます。

骨盤の中には、腸や膀胱などの排泄を担う臓器や、女性の場合は卵巣や子宮といった生殖器が入っています。

骨盤がゆがむと、これらの臓器の働きが低下します。排泄機能が衰えると、顔や脚がむくんだり、便秘がちになりますし、生殖機能の働きが悪くなると、生理痛がひどくなったり、生理が不順になったりします。

また、骨盤周辺には大きな血管が走っています。骨盤のズレによって圧迫されて血流が悪くなると、代謝が衰えて内臓脂肪がつきやすくなったり、むくみや冷え症がひどくなったりします。

腰椎、骨盤、股関節がセットでゆがむと、カラダの縦のラインが崩れます。立ち姿を横から見たときに、骨盤が前に傾くとぽっこりお腹に、後ろに傾くとお尻のトップが下がってたれ尻になります。

骨盤は股関節とつながっているので、股関節も連動してゆがみます。左右の股関節の付け根が外側に向くと、脚のラインがゆがんでＯ脚やＸ脚になったり、アンバランスな筋肉がついて下半身デブになったり、歩く姿勢も悪くなります。

また、股関節がゆがんでしまうと、重心が膝にまっすぐかからなくなるため、膝に痛みが生じます。その痛みをカバーしようとして無理な姿勢で歩くようになると、足首がゆがんだり、外反母趾になったりすることもあります。

このように、アゴのゆがみがカラダ全体に及ぶと、不快な症状が増幅されたり、あらたなトラブルや悩みが起こったり、全身のプロポーションが大きく崩れたりと、負のスパイラルがどんどん加速していくのです。

「片がみ」から「かみ締め」、そして「片脚荷重」へ

「片がみ」は、たいてい連鎖反応で「かみ締め」のクセを呼びます。かみ締めとは、無意識のうちに歯をくいしばることです。

本来なら、唇を閉じているとき、上下の歯と歯の間は少し離れた状態でなければいけません。ところが、片側ばかりかみ締めていると、かみ締めの強いほうへとアゴがズレ、唇を閉じた状態でも上下の歯の間に隙間がなくなってしまいます。

かみ締めのクセは、ゆがみを加速させるだけではすみません。歯をぐっとかみ締める行為は、自律神経のうち交感神経系を優位にさせます。交感神経が働き過ぎると、心身の緊張状態が続いて、ドキドキしたり、イライラしたり、よく眠れなくなったりします。

　また、歯をかみ締めると首や肩に力が入るため、首こりや肩こりがひどくなります。寝ている間もかみ締めているので、歯ぎしりになることもあります。

　31ページでご紹介したように、常に口をあけている「ポカン口」もいけませんが、口をきつく閉じて歯をくいしばっているのもいけません。なお、左右のアゴで均等にかんでいても、かみ締めのクセのある人はいるので、注意が必要です。

　さて、「片がみ」から「かみ締め」が起こり、これがしばらく続くと、ゆがみはカラダ全体に波及していきます。すると、「片脚荷重」が起こってきます。

「片がみは、こんなふうに顔やカラダをゆがめていく」の項目でもお話をしましたが、片がみが続いてゆがみが全身に連動していくと、最終的に、かんでいる側の脚に多少なりとも重心をかけてバランスをとるようになります（下半身から生じるゆがみがあるかどうかで、荷重の度合いは異なります）。

　これが「片脚荷重」です。

　片脚荷重になると、重心のかかっている脚の筋肉や腱に大きな負担がかかります。

　一方、重心のかかっていない「非荷重側」は、脚がぷらぷらと浮いたような格好になり、股関節や膝、足首がゆるんだ状態になります。

すると、重力が関節にまっすぐかかりにくくなり、不安定な状態の関節にとって大きな負担となります。そのため、関節に痛みがでやすくなります。

たとえば、右脚に重心をかけている人が運動をすると、非荷重側の左の足首や膝ばかり痛めやすくなり、痛みをかばってなおさら重心をかけなくなるので、ますます「右脚荷重」が進行するという負のスパイラルに陥ってしまいます。

ラクだからといって片脚にダラリとよりかかっているのは、見た目にも美しくありません。片脚荷重はもっとも悪い立ち方と心得てください。

普段から自分の姿勢を意識することは、ゆがみのない美しいプロポーションをつくるうえで重要なポイントのひとつです。

「かみグセ」を意識した瞬間から、あなたの「キレイ」は始まる

ここまでお話ししてきたことを簡単に振り返ってみましょう。

心身のさまざまなトラブルや不調は、アゴのゆがみによるところが大きい。アゴのゆがみをもたらす一番の原因は「片がみ」で、片がみは「かみ締め」を誘発するため、ゆがみ

はさらに助長され、やがて全身がゆがむようになる。全身がゆがむと「片脚荷重」になって、ますますゆがみは大きくなる。ここまではご理解いただけたと思います。

それでは、アゴのゆがみを元の状態に戻して、健康とキレイを手に入れるにはどうすればいいのでしょう？　もっといえば、そもそもゆがませないようにするには、どうすべきでしょうか？

答えは明らかですよね。

根本原因である「片がみ」のクセと、連動して起こる「かみ締め」のクセとをやめること。これに尽きます。直接アゴの矯正をしても、ゆがみをつくりだす原因を取り除かないと、矯正しても矯正してもまたゆがむことになってしまうからです。

ただし、問題は、多くの人が自分のかみグセに気づいていないことです。

まずは、自分のクセについて知りましょう。ここがスタートラインです。

アゴのどちら側でかんでいるかを知る「片がみ」のチェック法は第2章を参照してください。

第2章

「かみグセ」と「顔・カラダのゆがみ」をチェック!

かみグセと顔のゆがみをチェックしよう！

「美しく整った顔」は下アゴ次第

「美人」とひとくちにいいますが、「美人」の条件をご存じですか？

たとえば、時代によって、切れ長の目が好まれることもあれば、ぱっちりとした大きな目が好まれることもあります。このように、「美人」の基準は時代や地域によって異なりますが、実はたったひとつ、古代ギリシャの時代から受け継がれてきた万国共通の美人の条件があります。

それは、鼻を中心線にして左右のバランスがとれていること。つまり左右対称の顔であることです。左右対称に美しく描かれたフェイスライン、眉、目、口の形や大きさ、位置も左右対称で、両目を結んだ線と口のラインが中心線に対して垂直に交わっている。

これが、いつの時代も決して変わることのない美人の条件であり、左右のバランスが崩れた顔が美しいとされたことは、一度もありません。

もちろん、人間ですから完璧な左右対称になることはありませんが、左右のバランスがいいほど「美しく整った顔」という印象を与えます。

さて、条件のひとつであるフェイスラインとは、ズバリ、アゴのラインです。アゴ（顎関節）がゆがんでいると、それだけで美人の条件からはずれてしまいます。

しかも、下アゴの骨は顔の骨格そのもの、いわば土台です。土台であるアゴがゆがめば、目や鼻、口といった顔のパーツも左右で高さや大きさが違ったり、形がゆがんだりしてきます。パーツがズレると、シワの出方も左右で違ってきます。

つまり、顔全体のバランスが美しく整った顔は、アゴ次第なのです。第1章でお話をしたように、アゴのゆがみは「片がみ」のクセによって起こります。

自分には片がみのクセがあるのか。顔にゆがみはあるのか。さっそくチェックをしてみてください。

「片がみ」のクセを知るチェック

Step1 アゴの開口チェック

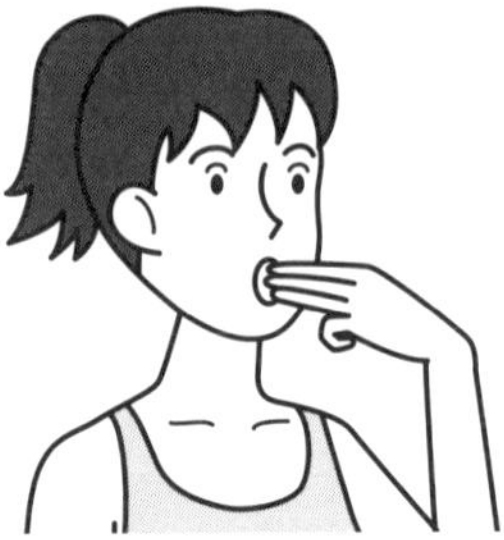

アゴがどのくらい開くかをチェックしましょう。指3本を縦にして口の中に入れて、第一関節ぐらいまでラクに入るようならOK。指2本がやっとという人は、ゆがみがかなり進んだ状態です

口を開き、手の指3本（人差し指、中指、薬指）を縦にして入れる

Step2 かみグセチェック

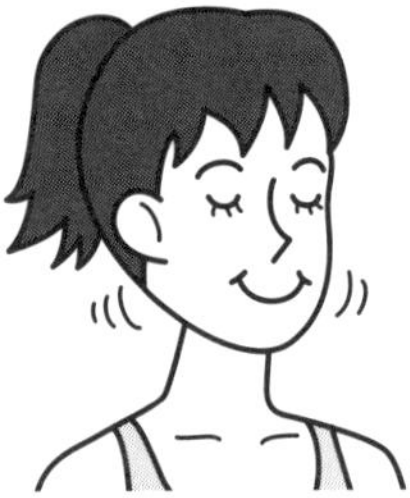

チェック1 ナッツをかむ

ナッツか小さいおせんべいをひとつ口に入れてかみくだく

＊2回以上かみくだいたほうのアゴが、かみグセ側です

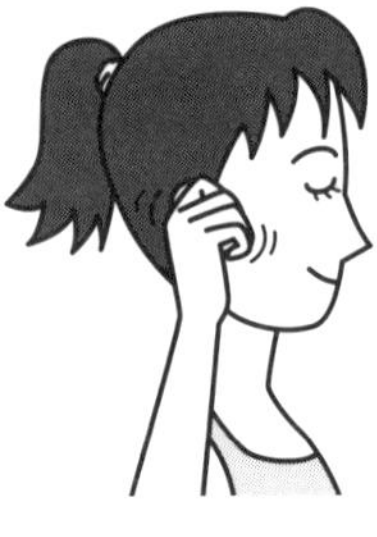

チェック2 耳まわし

両耳をそれぞれつまんで、グルグルと前にまわす

＊固くてまわしにくい耳のほうが、かみグセ側です

チェック3 耳の固さチェック

耳を二つ折りにつまんで固さをチェックする。

＊固いほうがかみグセ側です

顔のゆがみを知る鏡チェック

鏡で自分の顔をチェックしましょう。小さな手鏡よりドレッサーなど顔全体が映る鏡がオススメです。

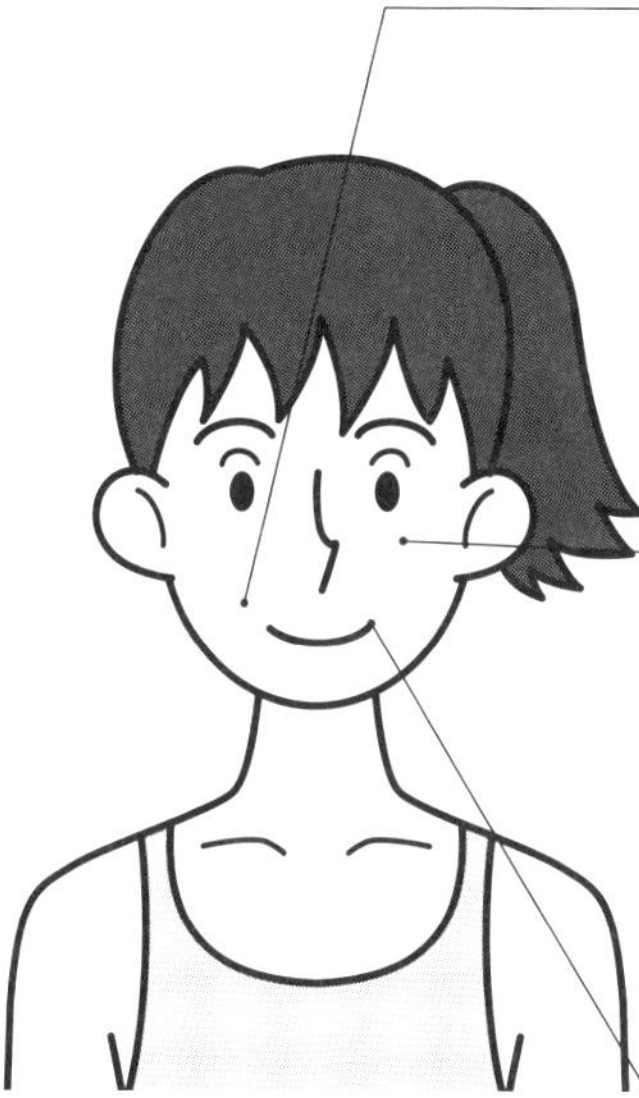

□ **チェックポイント1**

左右のほうれい線の長さや深さが違う

＊かみグセ側のほうれい線は長くて薄く、反対側は短くて濃くなります

□ **チェックポイント2**

左右の頬骨の高さが違う

＊少し顔を上に向けた状態で鏡を覗き込み、頬の部分を観察すると違いがわかりやすいでしょう。かみグセ側の頬がへこみ、反対側の頬が高くなります

□ **チェックポイント3**

軽く唇を閉じて微笑むと、左右の口角の上がり方が違う

＊かみグセ側の口角が上がります

ひとつでもチェックがついたら要注意

かみグセとゆがみが一致しないときは!?

いかがでしたか？

「あれ？　かみグセと顔のゆがみとが合わない！」という人、あわてることはありません。

そういう人には、チェックをもうひとつ。

奥歯の治療をして痛むので、意識して反対側でかんでいる？

すぐ思い当たらないという人は、２カ月前、半年前……というように２～３年前まで遡って考えてみてください。「そういえば、だいぶ前に奥歯の治療したっけ」というように、きっと何か思い当たることがあるはずです。

たとえば、もとは「左片がみ」だった人が、半年前から歯の治療の都合で右片がみになった場合、ナッツは右側でかみくだくけれど、口角は左側が上がっているという不適合な結果が出ることがあります。カラダは長いほうのクセを覚えているため、ここ半年間は右側でかんでいても、その前の10年間ずっと左側でかんでいれば、カラダには左片がみによるゆがみがまだ残っています。

従って、このような場合には、ゆがみチェックの結果を優先させます。この例でいえば、まだ「左片がみ」と判断をします。

自分の片がみのクセとゆがみがわかったら、さっそく、「アゴの関節リセット全身美人術」をやってみましょう。やり方は、第3章でご紹介します。

カラダのゆがみをチェックしよう!

多くの女性は、カラダのゆがみには気づいている

アゴのゆがみには気づかないけれど、カラダのゆがみには敏感なのではないでしょうか。

近年、自分のカラダを気にする女性は確実に増えています。カラダのゆがみをとる健康法や美容法が注目されたこともありますが、趣味でフラダンスやヒップホップ、ヨガなどを習う人が増えたことも理由のひとつのようです。

ダンスは習っていなくても、鏡の前で着替えるときに肩のラインの違いが気になったとか、街でショーウインドーに映る自分の姿を見て、ねこ背やがに股歩きにはっとしたとか、写真を見て首の傾きに気づいたとか。そういうセルフチェックでカラダのゆがみに気づいて私の治療院を訪れる患者さんが、20〜40代の女性を中心に急増しています。

カラダは、意識することでどんどんキレイになっていくので、このように自分の姿勢や

歩き方を気にすることは、とても大切です。

とはいえ、カラダがどのようにゆがんでいるのか、自分のゆがみのタイプまできちんと自覚できている人は、ほとんどいません。

実は、カラダのゆがみには、ゆがみの生じる原因によって、いくつかタイプがあります。そのタイプごとに、ゆがみをとるアプローチも異なります。ですから、自分のゆがみのタイプを知ることは、ゆがみを確実に取り除くうえで、とても重要です。

アゴからくるカラダのゆがみは、2タイプに分かれる

1章で、「カラダのゆがみはS字上に連鎖していくことが多い」と書きました。

たとえば、右片がみなら、

右肩が上がる↓左肩が下がる↓左の骨盤と股関節が上がる↓右の骨盤と股関節が下がる

このようにカラダはゆるいS字上に曲がり、最終的に重心は、骨盤・股関節の下がっている右脚に乗ります（骨盤・股関節のゆがみがあるかどうかで、加重の度合いは異なりま

す。骨盤・股関節から生じるゆがみのない場合は、加重の度合いが少なく、下半身のゆがみは小さくなります)。

左片がみの場合は、これと逆になります。つまり、アゴが原因のカラダのゆがみは、「右片がみSタイプ」と「左片がみSタイプ」との大きく2つに分かれます。

「かみグセによってカラダのゆがみのタイプが決まるなら、かみグセをチェックするだけでいいんじゃないの?」

そんな声が聞こえてきそうですね。

ですが、前の項目の「かみグセとゆがみが一致しないときは!?」でもご説明したように、歯の治療などの影響で、かみグセとカラダのゆがみ方が一致しないことが、ときにあります。そのような場合の見極めのために、カラダのゆがみチェックが必要なのです。

たとえば、最近になってかむ側が変わったような場合には、今かんでいる側の肩がまだ下がった状態です。

このように、今のかみグセとカラダのゆがみに矛盾が起こって理屈が合わず、判断に迷うときは、カラダのゆがみチェックの結果を優先してください。

全身が映る大きな鏡の前に、まっすぐ立ってみてください。アゴの位置、肩のライン、骨盤の高さ、腕の長さを、カラダの上から順にチェックしていきましょう。もたもたしていると、カラダは無意識のうちに左右のバランスをとろうとするので、あれこれ考え過ぎず、すばやくチェックするのが、自分の本当の姿を知るコツです。

ではやってみましょう。

カラダのゆがみを確認する鏡チェック

自分のカラダのゆがみ具合を、目で見て確認することは、とても大切です。自覚することで、「ゆがみをちゃんと治して、キレイになろう」という強い思いが湧いてきます。

1 全身が映る大きな鏡の前に、まっすぐ立つ。この状態で、10 秒ほど軽く目を閉じる

2 次に目を開けたら、アゴの位置、肩のライン、骨盤の高さ、腕の長さを、カラダの上から順にチェックしていく

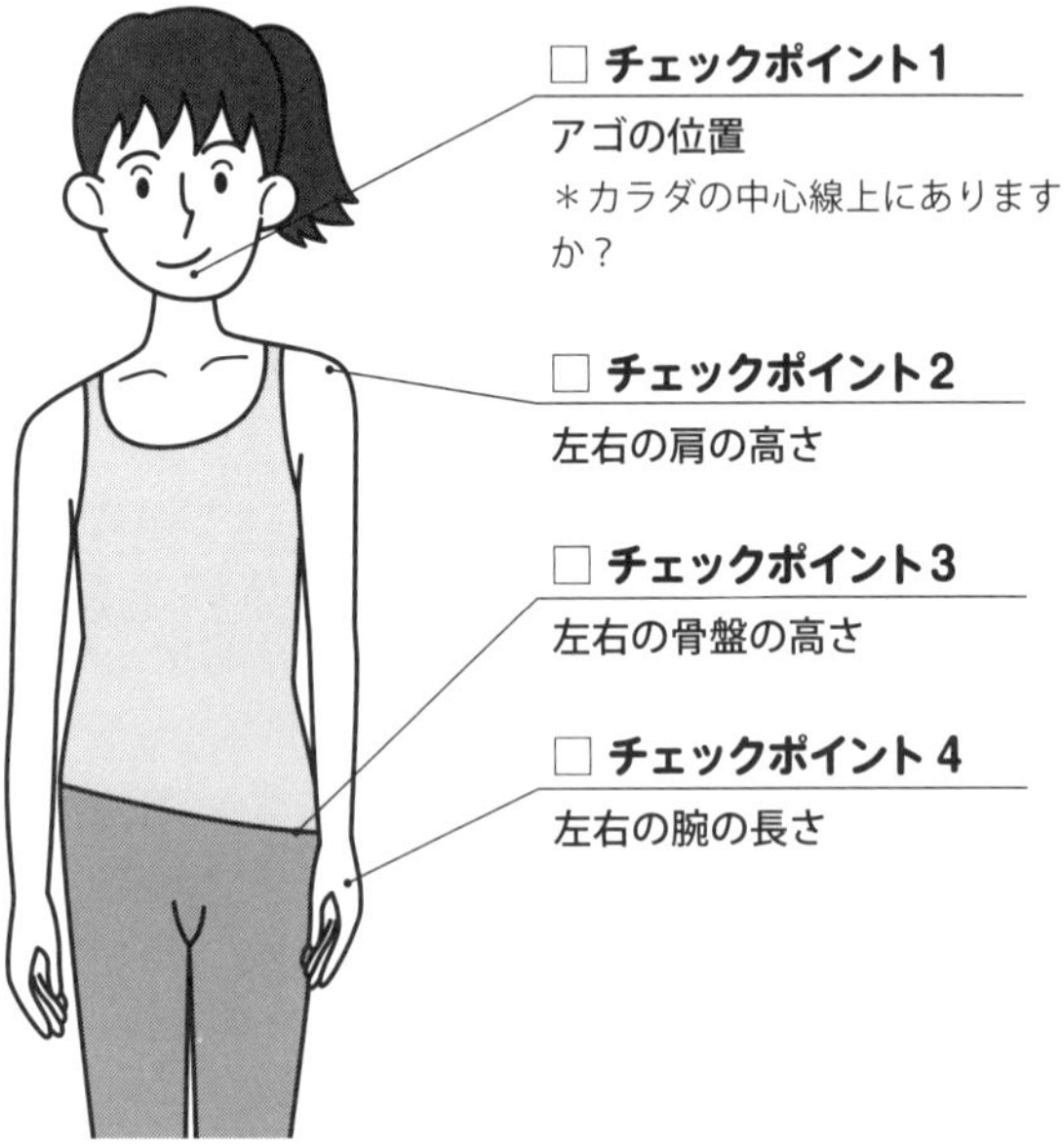

あれこれ考えず、すばやくチェックしよう！

カラダのゆがみとかみグセを知るチェック動作

カラダにゆがみがあると、左右の動きに違いがあらわれます。動きやすさ、動きにくさから、本来のかみグセがわかります。

チェック1　ウエストひねり

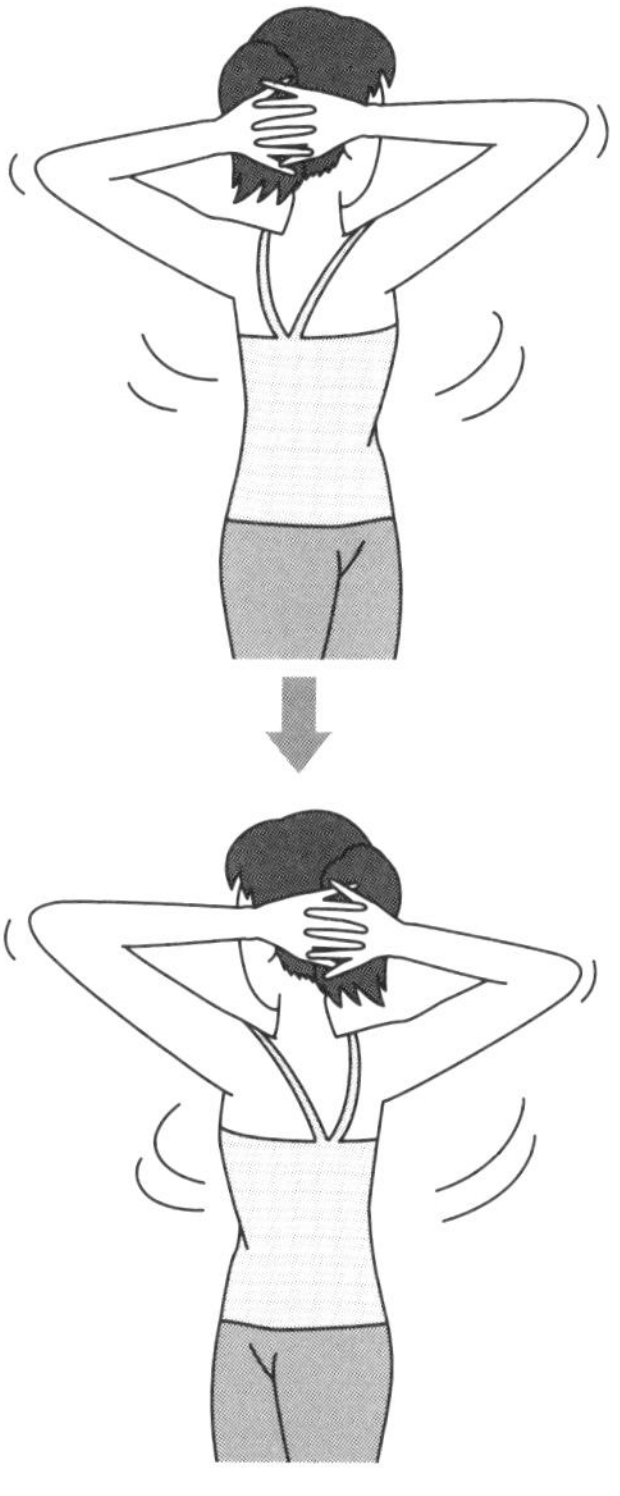

1 両脚をそろえてまっすぐ立ち、頭の後ろで手を組む。肘が耳の後ろに来るよう胸をしっかりと開く

2 下半身はそのままで、ウエストから上体だけをゆっくりと右にひねる。つま先や膝がまっすぐ前に向いていることを意識する

3 2と同じ要領で今度は左にゆっくりとひねる

カラダをひねりやすいほうが、かみグセ側

カラダのゆがみとかみグセを知るチェック動作

チェック2 膝まわし

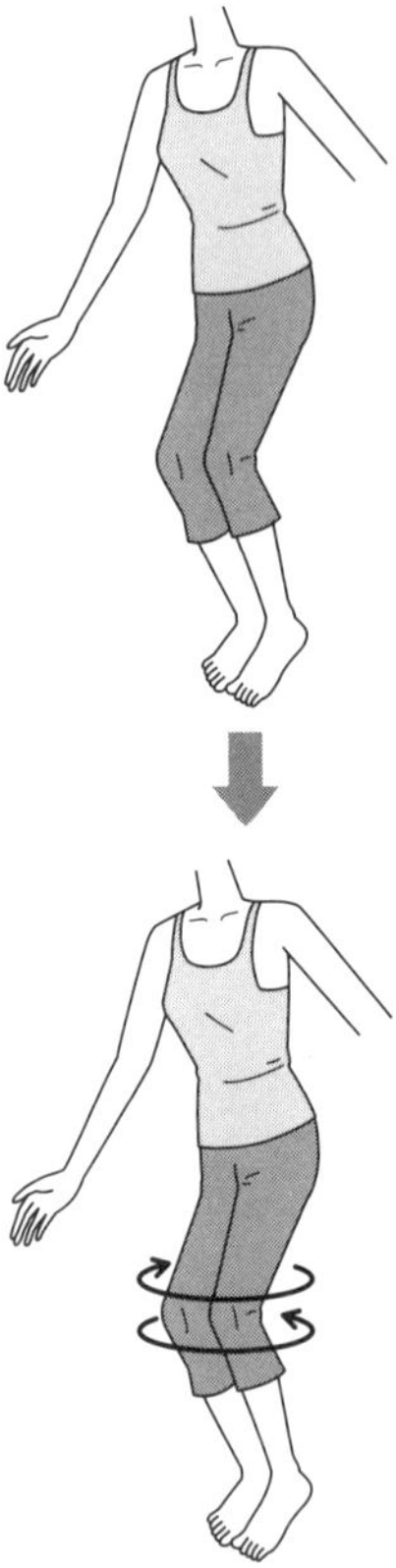

1 両脚をそろえて立ち、軽く膝を曲げる

2 両膝をそろえたまま、右に５回ほどまわす

3 ２と同じ要領で、今度は左にまわす

まわしやすいほうが、かみグセ側です

※ただし、股関節・骨盤のゆがみがあると、異なる結果が出る場合があります。その場合は、チェック１とチェック２の結果を参考にしてください。

クセや習慣からわかるゆがみチェック

カラダをゆがませる原因として、しばしば「日常の何気ないクセや習慣」があげられます。ですが、実はこれは、原因と結果が逆なのです。

たとえば、「いつも右肩にショルダーバッグをかけるクセのある人は、バッグを落とさないよう無意識に右肩を上げるので、カラダがゆがむ」といいます。それでは、そもそものクセはどうしてついたのでしょうか。それは、バッグは体重のかかっていない側の肩にかけるほうが歩きやすいため、もともとカラダにゆがみがあって片脚荷重になっている人は、同じ側の肩ばかりにかけるようになるためです。

つまり、クセがゆがみを生むのではなく、カラダのゆがみがクセや習慣を招くのです。ということは、クセや習慣を見れば、カラダのゆがみもわかります。チェックリストでゆがみを確認してみてください。

クセや習慣からわかるゆがみチェック

□ ショルダーバッグをいつも同じ肩にかけている
＊体重のかかっていない非荷重側で持っています

□ バッグをいつも同じほうの腕で持っている
＊体重のかかっていない非荷重側の腕で持っています

□ 脚を組むとき、いつも同じ脚を上にしている
＊非荷重で長いほうの脚を上にして組みます

□ 腕の組み方がいつも同じ
＊かみグセがあって肩が上がっている側が上、反対側が下になります

□ 人と歩くとき、自分の右側（左側）に人がいて、右（左）を向いて話すことが多い
＊荷重がかかっている側にカラダをまわしやすいため、右脚荷重の人は自分の右側に人がいるほうが、左脚荷重の人は左側に人がいるほうが楽です

□ テレビは、自分の向かって左側（右側）にあるほうが見やすい
＊左脚荷重です。右のほうが見やすい場合は右脚荷重

どんな複雑なゆがみも治し方は簡単！

あなたは、「右片がみSタイプ」でしたか？
それとも「左片がみSタイプ」でしたか？

アゴから生じているカラダのゆがみだけなら、タイプさえわかれば、ケアは簡単です。第3章の「アゴの関節リセット全身美人術」の基本テクニックでアゴのゆがみをとるだけでも、カラダのゆがみは治っていきます。

腰痛や膝の痛みなど下半身の悩みも早く解消したいという人は、第4章へ。「アゴの関節リセット全身美人術」の基本テクニックに、簡単なエクササイズを加えたプラスアルファ・テクニックで、カラダ全体のゆがみをとり、バランスを整えることができます。

ところで、脚のケガなどによって下半身からもゆがみが生じていたりすると、ゆがみが複雑になります。たとえば、「カラダのゆがみは右片がみSタイプなのに、左脚加重になっていて、きっちり合わない」という人などがそうです。

そういう複雑なタイプについては、第5章で、気になる症状や悩みと合わせて、矯正の仕方をご説明します。ゆがみは複雑でも、治し方は難しくありません。

いずれも、わずか数分で簡単にできるエクササイズばかりです。これを続けることで、複雑にねじれたカラダも、自然にほどけていきます。スラリとスリムな長い脚も夢ではありませんよ。

第3章

基本テクニック
アゴを「ゆるめる・ほぐす・リセット」する！

骨マッサージとは

ただのマッサージよりも効果倍増！

カラダの骨は脳につながり、自律神経や関節、筋肉にも影響を与えます。

骨マッサージとは、骨をこするようにマッサージすることで、その刺激が瞬時に脳に伝わり、自律神経などを介して、各症状を軽減させます。各関節も良い位置に矯正しようと働きかけ、筋肉の緊張も同時にゆるめます。

骨マッサージは顔を中心に行いますので、**小顔効果や目元がパッチリする効果**もあります。では基本となるやり方を見ていきましょう。それぞれ2分ほどやってみてください。

1　目の上、まゆげの下の骨マッサージ

目を閉じ、まゆげの下の骨（目の上の骨）の間に上から親指で痛くない程度、骨に当て

て鼻側から外側への左右にこするようにマッサージしましょう。

2　目の下の骨マッサージ

人差し指、中指のお腹の部分を目の下の骨に置き、軽く骨に押し当てるようにしながら鼻側から外側へと左右に動かし、マッサージします。

3　鼻のまわりから頬骨の下に沿って骨マッサージ

人差し指と中指を目と目の間（鼻の付け根）に置きます。そして、鼻の両側に沿って上から下に指を移動させて、頬骨のふちに沿って指を動かしていきましょう。

これらは寝ながらでもできるので、起床時、就寝時に行いましょう。

このほかにも、**「こめかみ骨マッサージ」「アゴの関節（顎関節）周辺の骨マッサージ」「首、鎖骨の骨マッサージ」**がありますが、これらは後述する基本テクニック２でご紹介していきます。

簡単ケアで小顔になる！　シワが消える！

「かみグセ」を直すだけで、顔の印象は変わる！

第2章で、自分のかみグセについて知るチェック法についてご紹介しました。

あなたのチェック結果はいかがでしたか？

自分のかみグセがわかったら、まずは、それを直すことを心がけてください。

「でも、どうやって直せばいいの？」

そう疑問に思う方もいらっしゃるかもしれません。ここで、かみグセを直す、ちょっとしたコツをお教えしましょう。

まずは、ほとんどの人が持っている片がみのクセを直すコツです。

自分の片がみのクセがわかったら、まずは意識して反対側でかむようにします。

普段は無意識にものをかんでいますが、意識してかむようになると、一度の食事で驚くほどアゴの関節を動かしていることに気がつきます。これまで使っていなかったほうのアゴを頻繁に動かすことで、衰えていた関節の動きや筋肉が刺激され、鍛えられていきます。これだけで、ゆがみは自然に調整されていきます。

かみ締めのクセのある人は、唇を閉じているときに、意識して上下の歯の隙間をあける練習をしましょう。はじめは、時間を決めてやるのが効果的です。たとえば、デスクワークの合間や通勤電車の中など自分の意識しやすいときに、唇を閉じたまま歯の隙間をあける訓練をします。コツは、下アゴの力をゆるめて、リラックスさせること。慣れないうちは、次ページの「下アゴをゆるめるトレーニング」を参照して行ってみてください。

デスクワークの人なら、仕事の合間にやるだけでも、肩のこりが軽減してきます。そうして意識して過ごすことで、早い人なら1週間で、かみ締めのクセの強い人でも1カ月ほどで、唇を閉じていても自然に上下の歯の間に隙間ができるようになってきます。

この2つをやめるだけで、アゴはゆるみ、自然に顔のゆがみはとれ、アンバランスに引きつっていた顔から、バランスのとれた優しい顔へ、印象はガラリと変わります。

下アゴをゆるめるトレーニング

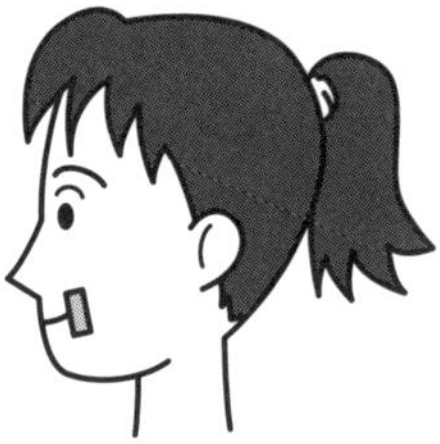

1 唇を軽く閉じる。市販の紙ばんそうこうなどで、唇の両端を軽くとめ、唇があかないようにする

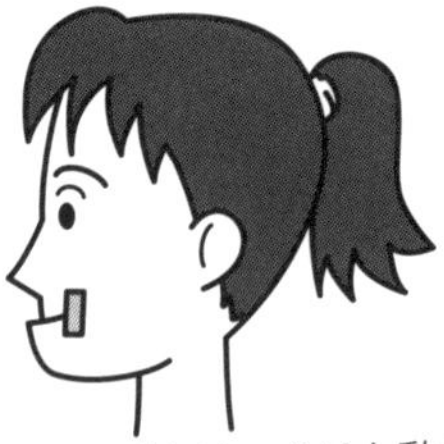

2 下アゴをゆっくりと動かして、上下の歯と歯の間に隙間を作る

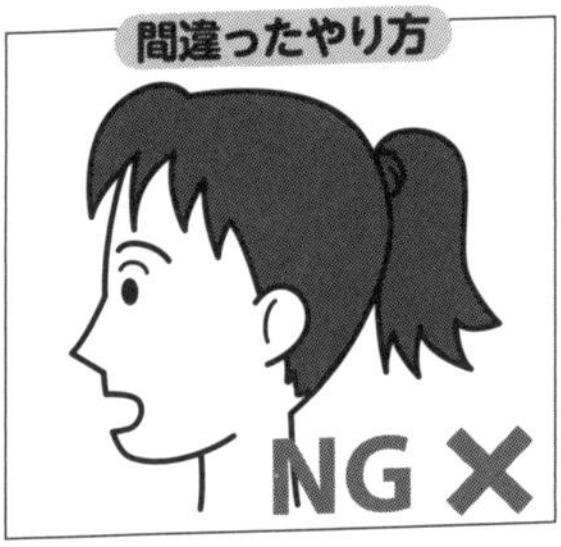

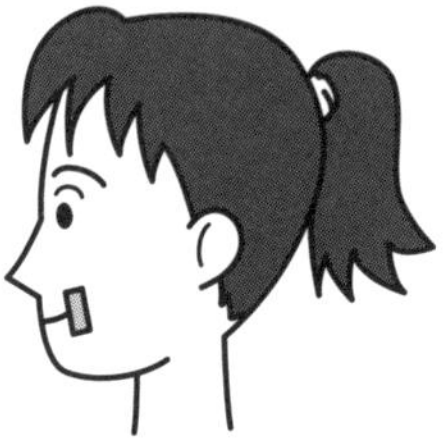

3 ５秒数えたら、ゆっくりと下アゴを元の位置に戻す。このとき、上下の歯が当たるぎりぎりのところでとめるよう意識する

4 ２～３の動きを 10 回ほど繰り返す。一度にたくさんやるより、10 回を１セットにして一日に数回こまめに繰り返すほうが効果があります

Point

紙ばんそうこうは、息苦しくなったらすぐはがせるよう、粘着力の強すぎないものを選んでください。唇をとめるときも、きつくなりすぎないよう、ゆるめに貼りましょう。

また、くしゃみや咳き込みそうになったときは、面倒でもばんそうこうをとりましょう。唇を閉じたままくしゃみや咳をすると、空気の逃げ場がなくなって、耳を痛めることがあります。慣れてくれば、紙ばんそうこうなしでもできるようになります。

Column

よくかむことで、頭もカラダも若返る！

アゴのゆがみの大きい人は、アゴが開きにくかったり、かむと痛んだりすることがあります。また、慣れない反対側でかむことで、うっかり口の中をかんでしまうこともあります。はじめは食事の半分ぐらいを反対側でかむなど、無理のない範囲で行ってください。

また、痛いからといって、かむ回数を減らしてはいけません。ゆっくりとでいいので、よくかむよう心がけてください。意識的に反対側でかむように心がけることで、自然に両方でかめるようになってきます。

両方のアゴで均等によくかむことで、唾液の分泌がよくなります。それにより、消化能力が上がり、胃腸障害が改善したり、唾液の殺菌作用で虫歯や歯周病になりにくくなったりします。さらに、アゴ周辺の筋肉が鍛えられたるみが消えて顔が引き締まる、血流が増え肌つやがよくなる、集中力や記憶力がアップする等の効果も得られます。

硬いものでなくともかまいません。軟らかいものでも「形あるもの」を、ゆっくりとよくかむことが大切です。たとえば、にんじんでも、みじん切りやピューレ状ではなく、乱切りにして軟らかく煮込んだものなど、形あるもののほうが望ましいのです。

5つの基本テクニックで驚きの美顔効果が今すぐあらわれる！

「アゴの関節リセット全身美人術」の効果を実証する、こんなエピソードがあります。

私の治療院のある三宿で行われたイベントでのことです。一般のかた約100人に集まっていただき、「アゴゆる全身美人術」の基本テクニックのやり方を指導したあと、その場で実践してもらいました。すると、**約9割の人が実践前と比べて、かみ位置と顔のバランスに多少なりとも変化があったことを実感**されました。片がみとかみ締めのクセをまったく治していない状態で、これだけの効果があったのです。

従って、片がみとかみ締めのクセを治し、アゴのゆがみの根本原因を取り除いた状態で、「アゴの関節リセット全身美人術」を実践すれば、その効果は最大に引き出されます。いえ、クセが完全に直り切っていなくても、治そうと意識しはじめただけで、効果は大幅にアップします。

「アゴの関節リセット全身美人術」の基本テクニックは、簡単なストレッチ、マッサージ、エクササイズ、呼吸法を合わせて、たったの5つ。アゴを直接ゆるめて、ほぐし、調整するので、即効性があり、効果は絶大です。

たとえば、やったそばから、こんな効果があらわれてきます。

アゴはその場でリセットされるので、関節の痛みが軽減して、開けやすくなります。左右のアゴのバランスがとれたことで、崩れていたフェイスラインが修正され、アゴや頬のたるみが消えて、顔が引き締まります。顔がキュッと小さくなったことで、相対的に目が大きくなった印象になります。顔の左右差が改善され、目鼻立ちのバランスがよくなります。ゆがみによって引きつれていた顔の筋肉の偏りがなくなり、ほうれい線や首のシワも目立たなくなります。

また、ゆがみがとれ、正しく深い呼吸をすることで血行がよくなり、むくみやくすみでぼんやりしていた顔がガラッと変化して、表情もイキイキしてきます。頭痛や肩こり、めまい、目のかすみや疲れなどの症状もたちまち解消します。埋もれていた鎖骨が浮き上がり、デコルテラインがきれいになります。

たった一度、基本テクニックを行うだけで、瞬間的にこれだけの効果を得られるのです。

アゴの関節（顎関節）リセット　基本テクニック

基本テクニックのポイント

ポイント1

基本テクニックは5つあります。ひとつひとつのテクニックにはそれぞれ美顔効果も備わっているので、5つ全部をやらなくても大丈夫ですが、テクニック1は必ず行うようにしてください。片がみを治すことは、アゴのゆがみをリセットするうえで、欠かすことのできない絶対条件です。ガムをかむだけの簡単なトレーニングなので、日に数回、毎日行えば、短期間で効果はあらわれます。早い人なら、**わずか3日で顔のゆがみがとれ**、崩れていた顔のバランスが美しく整ってきます。

ポイント2

基本テクニックは、ガムを使わないものと、ガムを使って行うものとがあります。ガムを使わないテクニックを行うときは、上下の歯が当たってかみ締めないよう、必ず歯の隙間を開けて、アゴをリラックスさせた状態で行いましょう。

ポイント3

基本テクニック2と3は、簡単で時間もかからず準備も必要ないので、いつでもどこでもできます。朝の出勤前にちゃちゃっと行えば気分よく出かけられますし、夜の就寝前に行えば血行がよくなって気持ちよく眠れます。また、オフィスではトイレの中や給湯室で、家にいるときはテレビを見ているとき、お風呂に入っているときに……と、気づいたときに日に何度でもこまめに行うことで効果はより高まります。

ポイント4

マッサージやストレッチは、自分が心地よいと感じる範囲で行うのがもっとも効果的です。本書では、目安となる回数や強さを提示していますが、自分の好みで回数や強さを調整して、無理のない範囲で、楽しく行ってください。

ポイント5

いずれのテクニックも、終了後は必ず効果やカラダの変化を確認してください。

基本テクニック1〜3を行うときは、あらかじめ、上下の歯を軽くカチカチとかんで自分のかみ位置を確認する「カチカチ・チェック」をして覚えておくことをおすすめします。テクニックを行ったあとでもう一度「カチカチ・チェック」をすることで、矯正の効果がよくわかります。

▼基本テクニック1　ガムかみエクササイズ

繰り返しになりますが、自分の片がみのクセを治すコツは、アゴの関節のゆがみを矯正しながら、意識して反対側でかむことです。普段の食事から気をつけることが大切ですが、楽しく食事をしていると、うっかり片がみのクセのあるほうでかんでしまうこともよくあります。

そこで、片がみのクセを矯正する効果的なトレーニング法をご紹介しましょう。矯正トレーニングといっても、やり方はとても簡単です。

普段かんでいない側のアゴで、ガムをかむ。

これなら、誰でも気負うことなく簡単にできるでしょう。慣れないうちは、アゴが痛くなったりだるくなったりすることがありますが、心配ありません。ゆっくりとかみ続けているうちに、痛みは消えていきます。

ガムをかむことで、普段使っていない側のアゴの筋肉が鍛えられ、アゴの関節が正しい位置に矯正されて、アゴ周辺がすっきりと引き締まるとともに、顔の左右差もなくなって、シンメトリーの美しい顔へと近づいていきます。また、口を閉じてガムをかむことで鼻呼吸の訓練にもなるので、美顔効果や健康効果はよりアップします。

ガムをかむだけですから、通学や通勤時間、お昼休み、仕事や勉強の合間など、いつでもどこでも行えます。1回20〜30分を目安に、自分の都合に合わせて1日3〜4回行えば、3日で効果があります。

基本テクニック1● ガムかみエクササイズ

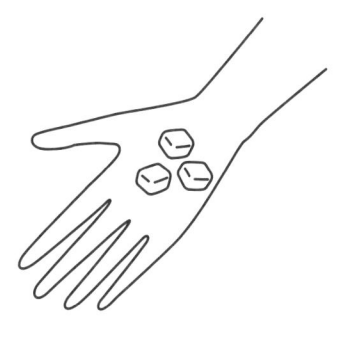

1 市販の虫歯にならない甘味料（キシリトールやエリスリトールなど）を使ったガムを用意する。板状のものより粒状のものがおすすめ

2 ガムを普段かんでいないアゴのほうへ、3個入れる

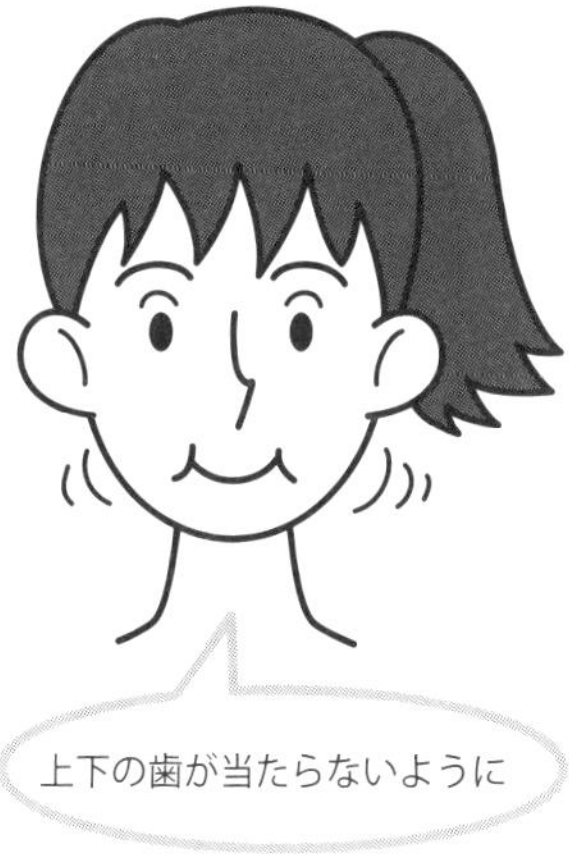

3 唇を閉じ、鼻で呼吸をしながら、ガムをゆっくりとかみつぶす。かんだときに上下の歯が当たらないよう、ガムをゆっくりと押しつぶすようなイメージで行うのがポイント。1回にかむ時間は20～30分を目安に

4 1～3の要領で、1日に3～4回行う

20～30分
×
1日3～4回

▼基本テクニック2　アゴ周辺の骨マッサージ&リラクゼーション・ストレッチ

片がみやかみ締めのクセのある人は、アゴ周辺の筋肉がとても緊張しています。こめかみや耳たぶの後ろなどアゴ周辺をよく骨マッサージして筋肉をほぐすことで、緊張がゆるみリセットしやすくなります。また、血流がよくなって、肌つやがよくなり、偏頭痛もとれます。

さらに、アゴの付け根から鎖骨にかけての胸鎖乳突筋と鎖骨周辺をマッサージすることで、血液やリンパの流れがよくなって、顔面や頭部への酸素や栄養が行き渡り、老廃物はどんどん押し流されて、新陳代謝が活発になります。むくみがとれて顔のラインがシャープになるとともに、血色がよくなって顔全体にハリとつやが出ます。また、自律神経の働きもよくなって、体調全体が整っていきます。

なお、ここでご紹介しているものを、すべてやらなくても構いません。自分の気に入ったものや効果があると感じたものをチョイスしたり、その日の気分によってメニューを組み合わせるなどして、気持ちよく行ってください。

基本テクニック 2-1 ● アゴのグリグリ骨マッサージ

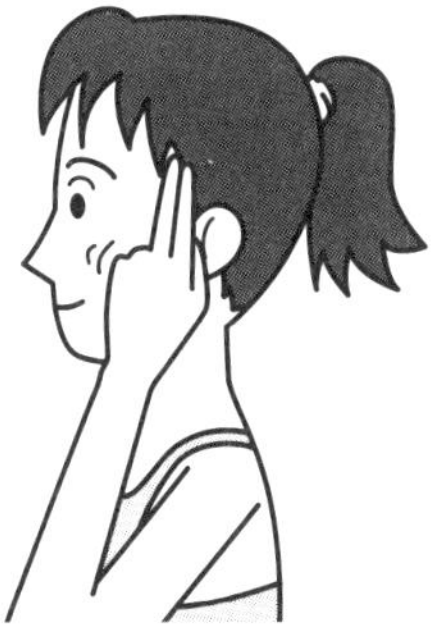

1 左右のこめかみの指１本分だけ後ろ横あたりの骨（口を開閉して筋肉の動きを感じるところが目安）を、それぞれ左右の人差し指と中指の２本で軽く押さえ、指を前後に小さく動かしながらグリグリとマッサージする

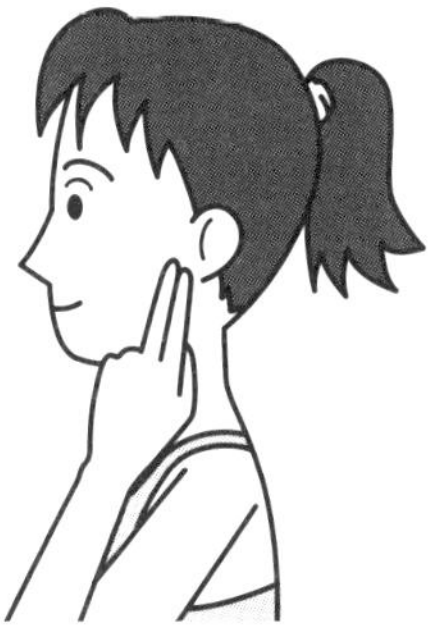

2 １の位置から、筋肉に沿って耳の前を通りながら、アゴの付け根あたりまでグリグリとマッサージをする

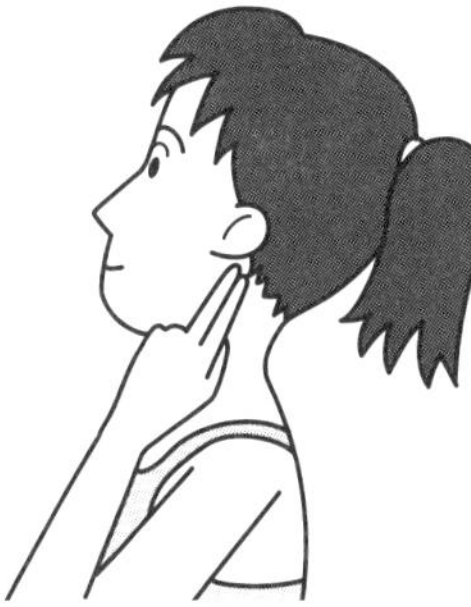

3 １、２の一連のマッサージを５～10回行う。同じ要領で、耳たぶの真下のアゴの付け根を、２本の指でグリグリとマッサージする

基本テクニック 2-2 ● 首と鎖骨のグリグリ骨マッサージ

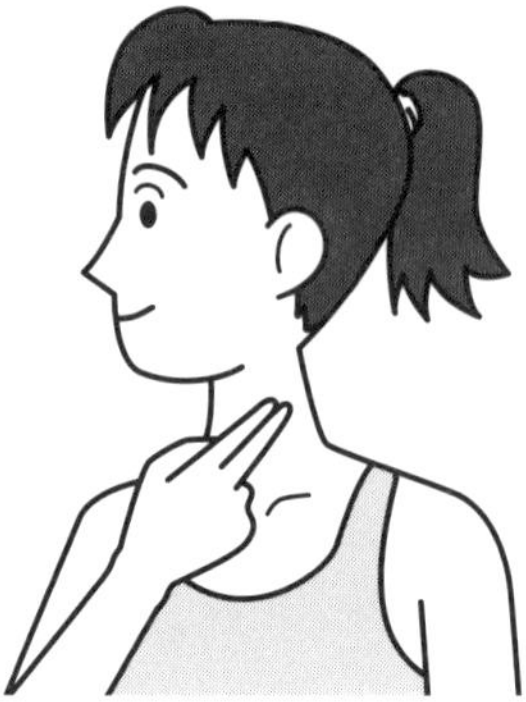

1 首を右に倒し、左の耳たぶの後ろのアゴの付け根に、右手の人差し指と中指の２本を当てる

2 １の位置から、カラダ中心側の鎖骨の端へと斜めに走っている胸鎖乳突筋に沿って、鎖骨周辺の骨を、グリグリとゆっくりマッサージしていく

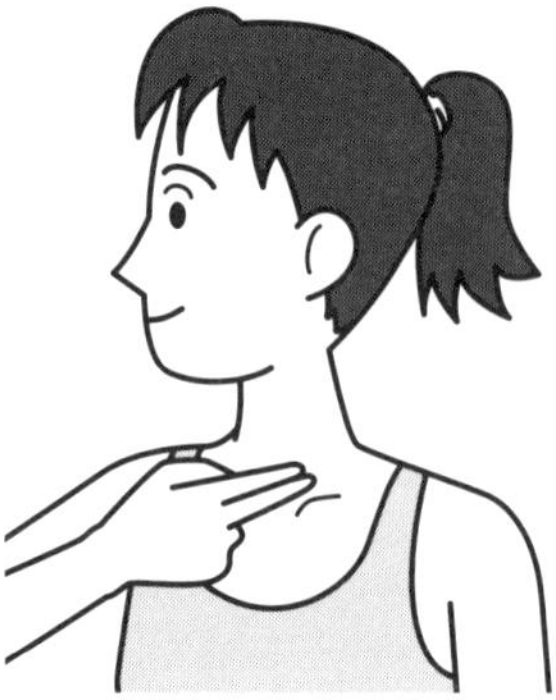

3 ２を 10 回行ったら、今度は首を左に倒して、反対側を同じ要領でマッサージする

▼基本テクニック3　舌突き出しエクササイズ

最近のとくに若い女性には、下アゴが奥に入り込んでいるために、口を開けづらくなっている人が多いようです。下アゴを前に出せないと、アゴを大きく動かすことができません。下アゴと舌とを前に突き出すストレッチをすることで、関節の可動域が広がって、口を開きやすくなります。

また、アゴのラインに沿った筋肉を動かすことで、アゴのだぶついたお肉が減少して二重アゴがすっきりし小顔効果を、首の両側の筋肉が伸ばされることで首すじのシワをとる効果を、それぞれ得られます。

基本テクニック３●舌突き出しエクササイズ

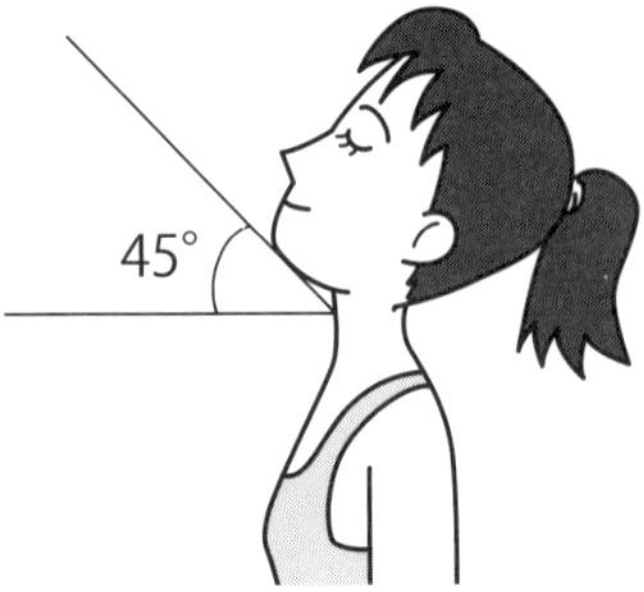

1 斜め上（45 度ぐらい）を向き、口を閉じたまま下アゴを前に突き出す

2 そのまま下アゴを開いて、舌を前に突き出す。その状態で 10 秒キープしたら、舌と下アゴをゆっくりと元の位置に戻す

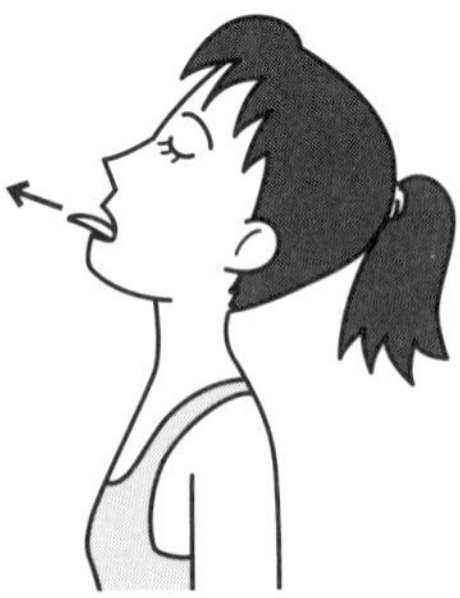

3 １と２の一連の動きを 10 回繰り返したら、顔を正面に戻してリラックス。このとき上下の歯と歯が当たっていないかを確認

※１～３を１セットにして、２回行う

Point! 「アゴが開きにくい」「コツコツ音がする」ときは……

「基本テクニック３　舌突き出しエクササイズ」を行ったときに、アゴが開きにくかったり、コツコツ音がするという人は、このテクニックを合わせて行ってください。そして、エクササイズ終了後には、口を軽く開け閉めしてコツコツ音をチェックしましょう。

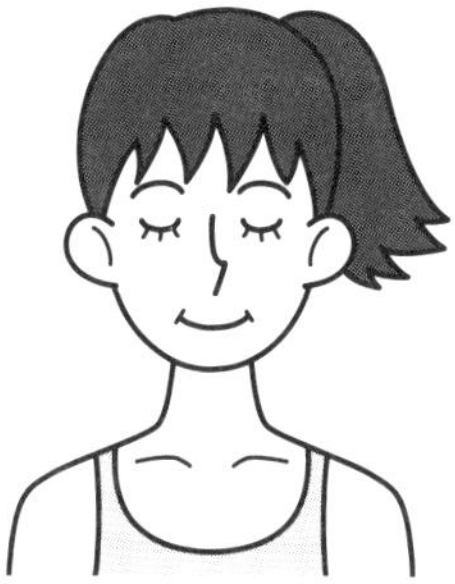

1 上下の歯と歯が当たらないようアゴをリラックスさせた状態で、唇を軽く閉じる

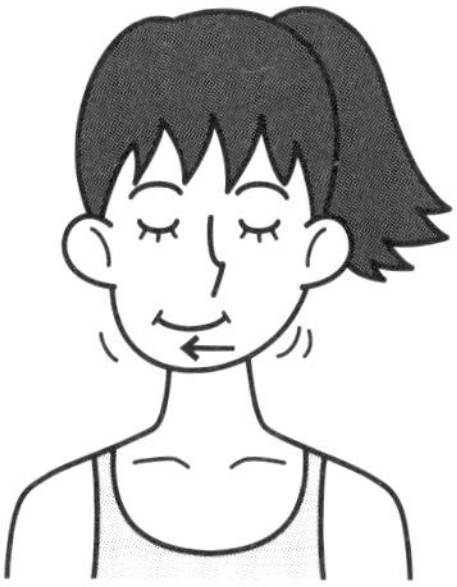

2 そして、下アゴを、片がみのクセのある側にスライドし、20 秒間キープし、元の位置に戻す。下アゴを元の位置に戻したら、一連の動きを 10 回繰り返す。10 回を 1 セットにして 3 セット行う

10 回 1 セット×3 で簡単改善！

▼基本テクニック4　肩すぼめ呼吸エクササイズ

片がみのクセのある人は、アゴがゆがんでいるため口を閉じにくいため、「口呼吸」になりやすいという特徴があります。ところが、口はもともと呼吸器官ではないため、空気を肺の奥までしっかりと取り込むことができません。口呼吸の人が、「はあ、はあ」と浅い呼吸になりやすいのは、そのためです。しかも、アゴがゆがむと、肩や鎖骨もゆがむため、肋骨や胸椎もゆがみます。肋骨や胸椎がゆがんで動きが悪くなると、肋骨の中の肺も動きが悪くなり、ますます呼吸が浅くなってしまいます。

呼吸が浅く、体内に取り込む空気の量が少ないと、血中の酸素濃度も低くなります。すると、カラダ全体が酸欠状態になり、細胞の新陳代謝が衰えたり、老廃物の代謝が悪くなったりして、カラダのあちこちにさまざまな弊害が起こります。

ゆがんでかたまっている肋骨や胸椎の動きを改善するには、両肩をおもいっきりすぼめて、上に引き上げるエクササイズが有効です。肩を上げることで鎖骨や肩甲骨も動き、連動して肋骨や胸椎も動くようになります。すると、肋骨の中にある肺も動きやすくなります。さらに、肩を引き上げながら鼻呼吸をすることで、肺の働きはますますよくなります。

口呼吸を長年していると、鼻で呼吸することが難しく、とくに鼻から息を吐き切れないという人が少なくありません。中には、苦しくてつい口を開けてしまう人もいると思います。鼻呼吸がうまくできないという人は、鼻の穴を大きく開いて行うと、呼吸がしやすくなります。繰り返すうちに次第に鼻呼吸に慣れてきます。

肋骨の動きがよくなって鼻呼吸をスムーズにできるようになれば、たくさんの空気が体内に入ってくるので、血中の酸素濃度も高くなり、内臓や脳に酸素がどんどん運ばれるようになります。このエクササイズを行うだけで、全身の新陳代謝がアップし、アトピーや花粉症などのアレルギー系疾患や高血圧、逆流性食道炎、いびきや睡眠時無呼吸症候群など、さまざまな不調が改善され、肌つやもよくなります。

また、肩や首のこりが改善し、鎖骨の動きもよくなることでリンパの流れも改善するので、むくみや肌のくすみなども解消します。たとえば、朝起きたときに行えば覚醒効果を、夜眠る前に行えばリラックス効果を、さらに勉強や仕事の合間に行えばリフレッシュ効果を、それぞれ得られます。思い立ったときに、何度でもやってみてください。

基本テクニック4●肩すぼめ呼吸エクササイズ

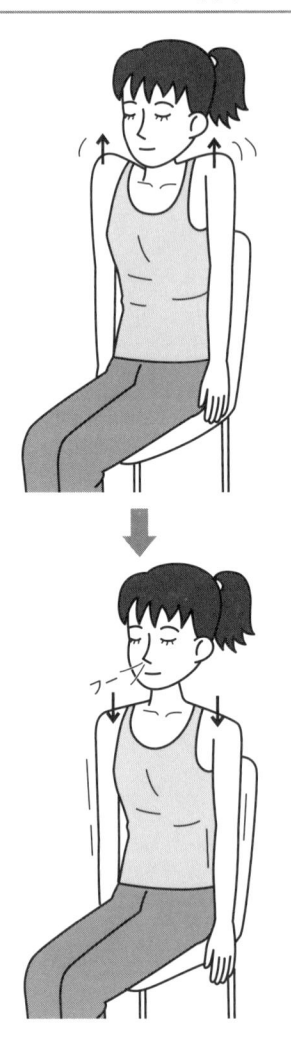

1 背筋を軽く伸ばして、椅子に座る

2 軽く口を閉じ、鼻から息を吸って、胸を大きくふくらませる。この状態で息を止め、肩をぐっと引き上げてすぼめ、10秒間キープする

3 ゆっくりと鼻から息を吐きながら、肩をおろす。息を完全に吐き切ったら、一連の動作を5回繰り返す

▼基本テクニック5　寝てバンザイ呼吸エクササイズ

このテクニックも、肋骨と鎖骨を広げることで、肋骨、鎖骨、胸椎、肩甲骨を正しい位置に矯正し、鼻呼吸がらくにできるようにするエクササイズです。

全身の新陳代謝が改善し、アレルギー系疾患や高血圧、逆流性食道炎、いびきや睡眠時無呼吸症候群など、さまざまな不調が改善され、肌つやもよくなります。

また、肩や首のこりが改善し、鎖骨の動きもよくなることでリンパの流れも改善するので、むくみや肌のくすみなども解消します。

リラックスした状態で行ってください。

胸の下にクッションを入れ、仰向けでバンザイのポーズをすることで、肋骨が開きやすくなります。適当な大きさのクッションがなければ、枕やバスタオルをぐるぐる巻いたものでも構いません。

基本テクニック5● 寝てバンザイ呼吸エクササイズ

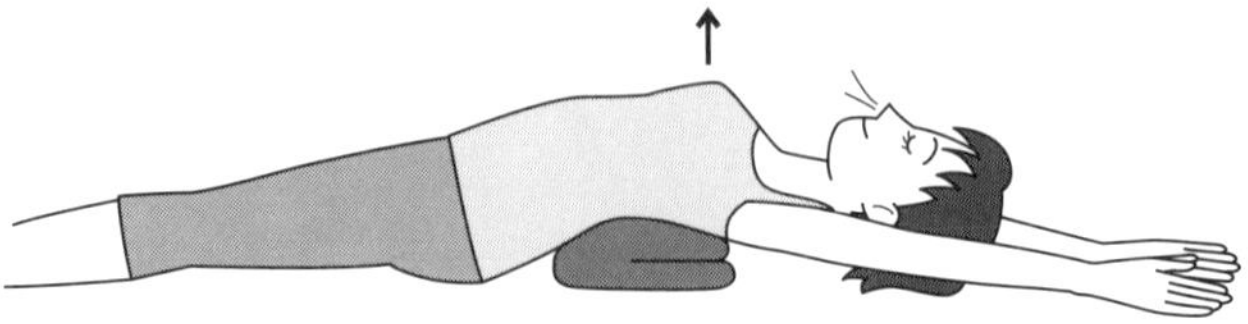

1 仰向けに寝て、胸の下にクッションを入れる（クッションは痛くないぐらいの高さ）。両腕をまっすぐ上に上げて、バンザイの状態になる

2 鼻から息を吸って、胸を大きくふくらませる。肋骨を上に引き上げるようなイメージで行う

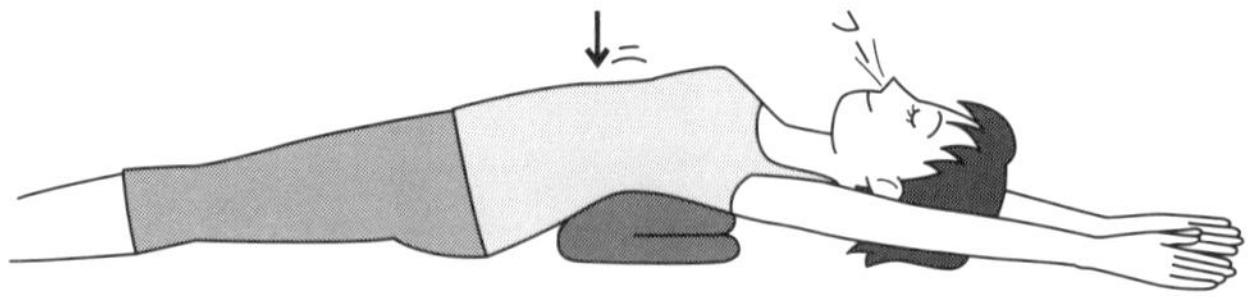

3 次に鼻からゆっくりと息を吐く。お腹がぺたんこになるまで、しっかり息を吐き切る。この一連の動作を 10 回繰り返す

続けることで日に日に若返る！

「私の顔って、こんなにゆがんでいたの？」

「たった数分で、アンバランスだった頬骨の高さのバランスがよくなり、目がパッチリした」

基本テクニックを実践して、自分の顔の変化に驚いた人は多いと思います。

ただ残念ながら、一度リセットしても、そのまま放置していると、ゆがみはまた元に戻ってしまいます。アゴを支える顔の筋肉の偏りを矯正するには、時間がかかるからです。

基本テクニックの効果を持続させるには、繰り返し続けることが大切です。

たとえば、朝、基本テクニックを行ってゆがみをリセットし、新鮮な空気をたくさん吸えば、カラダも気持ちもすっきりとリセットされて、フレッシュな気分で一日をスタートできます。毎日続けることで、心地よい自分が当たり前になります。すると、もっともっと続けたくなります。

そうして続けるうちに、顔の筋肉がバランスよく鍛えられてゆがみが矯正されると、それに連動してカラダのゆがみも矯正され、姿勢がよくなります。正しい呼吸法が自然に身についてきます。すると、ゆがみや酸素不足によって衰えていた新陳代謝が活発になって、エネルギー消費量が増え、やせやすくなります。

自律神経やホルモンバランスも整い、体質が改善されて、生理不順や便秘、冷え症といった不快な症状もいつのまにか治っています。カラダの調子がいいので、自然といきいきと明るく元気な表情になり、若々しく見えるようになります。

「アゴの関節リセット全身美人術」を習慣にすることで、より若々しく元気でキレイなあなたへと、日々、進化し続けるのです。

アゴだけでは終わらせない！　「自分史上最高の私」を手に入れる！

顔のゆがみやむくみ、たるみをとって、バランスのとれた美しい顔になりたい。

首のたるみやシワをとり、鎖骨の浮き上がった美しいデコルテラインを目指したい。

慢性の肩こりや頭痛をどうにかしたい。

こうした顔の悩みもカラダの不調もすべてひっくるめて、バストから上のトラブルなら、アゴの矯正だけで解決します。「アゴの関節リセット全身美人術」の基本テクニックを実践すれば、効果はてきめん！　その場で変わります。

繰り返しになりますが、アゴは頭と首と連結していますから、アゴの矯正を行うと、連結部はすぐに反応してきます。たとえば、自律神経やホルモンをコントロールしている頭や首の血行がよくなるので、ぐっすり眠れるようになりますし、生理のリズムも整ってきます。女性の悩みで多い肩こりや冷え症、一見関係なさそうなお腹の調子も自律神経が関与しているので便秘症にも効きます。

続けることで上半身のバランスが整ってくると、それに比例してカラダの重心も変わるため、下半身のゆがみも解消していきます。

ただし、アゴから遠い下半身の改善には時間がかかります。また、脚のケガなどが原因で、下半身からもゆがみが生じている場合は、アゴの矯正だけで完全には治せません。下からゆがみが生じ続けていると、いくら上からアプローチをしてゆがみをとっても、また元に戻ってしまうからです。

さらに、たとえば、右片がみの人は本来なら右脚荷重になるところが、右脚をケガしているために左脚荷重になり、カラダ全体に複雑なねじれをもたらしていることがあります。

こういうときは、奥の手の**「3関節同時矯正法」**の出番です。

これはアゴと一緒に股関節・骨盤も合わせて調整する手法で、上からと下からのゆがみを同時に矯正し、全身のバランスが一気に整いリバウンドもしないスグレ技です。

腰、股関節、膝など下半身の関節の痛みが軽減して動きがよくなるので、運動量が増え、活動的なカラダになります。全身の代謝がアップして体調が整い、脂肪が燃えやすく、やせやすいカラダになります。

「3関節同時矯正法」の特徴は、基本のテクニックに股関節・骨盤の矯正を加えたことで、アゴから遠い下半身のトラブルを改善する力が一段と強化されていること。ですから、脚にケガなどのトラブルがなくても、**「美脚になりたい」「ヒップアップしたい」「脚の冷えをとりたい」など下半身の悩みを持つ人には非常に有効。**全身のプロポーションを効率よく整えたい人や、不眠や便秘、生理痛などの症状をいち早く改善したい人にも有効です。

「3関節同時矯正法」で上からも下からもカラダによい刺激を与えることで、顔のバランスやカラダのラインが美しく整い、原因不明の痛みや不調も消えて、いきいきと元気になります。

さあ、「3関節同時矯正法」で、全身まるごとキレイになって、「自分史上最高の私」になりましょう！

第4章

プラスアルファ・テクニック
アゴ・骨盤・股関節の
「3関節同時矯正法」

確実にスタイルアップ！　ダイエットもスムーズに！

カラダもいますぐキレイになりたい人へ

第3章でご紹介したように、悪いかみグセによる顔のゆがみなら、「アゴの関節リセット全身美人術」の基本テクニックによって、たちどころに解消します。続けることで、全身のゆがみや症状も改善します。

「でも、全身への効果もすぐに実感したい」「もっとやせたい」「悪い姿勢を直してスタイルをよくしたい」という人もいらっしゃるでしょう。

この章では、ボディへの効果をより早く、より確実に得るためのプラスアルファ・テクニックをご紹介します。

アゴ（顎関節）の矯正をメインとして上半身に集中的にアプローチする基本テクニックに対して、プラスアルファ・テクニックは骨盤・股関節の矯正によって下半身からアプローチしながら、なおかつ、アゴにも働きかけるという特徴があります。

「３関節同時矯正法」で全身美人に！

プラスアルファ・テクニックのもとになっているのは、私の考案した「３関節同時矯正法」です。

ひとくちに「ゆがみ」といっても、ゆがみのタイプは人それぞれです。たとえば、長年の悪いかみグセによってゆがみが大きく頑固になっている人、スポーツによる脚のケガなどで下半身がゆがみ、それが原因で全身にゆがみが生じている人、アゴからも下半身からもゆがみが生じて複雑にねじれている人。ほかにも、１００メートル走の世界王者ウサイン・ボルト氏のような側弯症の人。

このような人たちのゆがみは、骨盤を矯正して一時的によくなっても、またすぐ元に戻ってしまいます。アゴの矯正だけをした場合でも同じです。

そこで、あらゆるタイプのゆがみに対応し、しかも矯正の効果が確実に持続するテクニックとして編み出したのが「３関節同時矯正法」です。アゴ・骨盤・股関節を同時に矯正することで、上からも下からもアプローチをし、カラダ全体のゆがみを一気に整えます。

本書では、誰でも自宅で簡単にできるよう、**「3関節同時矯正法」の中から厳選したエクササイズを「プラスアルファ・テクニック」**としてご紹介します。

プラスアルファ・テクニックのベースは、骨盤・股関節の矯正エクササイズです。そのままエクササイズを行うだけでも効果はありますが、ひと手間加えるだけで、より高い効果を得られます。

エクササイズをするときに、ガムをかんでアゴに負荷を加えるのです。これだけで、骨盤・股関節とともにアゴの矯正も行うことができます。つまり、3関節を同時に矯正できるわけです。プラスアルファ・テクニックと合わせて基本テクニックを行えば、効果はさらにアップします。

プラスアルファ・テクニックによって、体幹部に位置する骨盤を矯正することで、新陳代謝が大幅にアップし、それによって基礎代謝量も高くなるので、カロリー消費量の多いカラダになります。つまり、**特別なダイエットをしなくてもやせやすいカラダになるのです。**お腹を中心にカラダ全体が引き締まり、それと同時に姿勢もよくなるので、スタイルがよくなります。続けることで、端整な顔にスラリとしたスタイルの全身美人になれますよ。

3関節同時矯正法とは？

アゴと一緒に股関節・骨盤も合わせて調整する手法で、上からのゆがみと下からのゆがみを同時に矯正でき、全身のバランスが一気に整い元に戻らないというスグレ技です。

腰、股関節、膝など下半身の関節の痛みが軽減して動きがよくなるので、運動量が増え、活動的なカラダになります。全身の代謝がアップして体調が整い、脂肪が燃えやすく、やせやすいカラダになります。

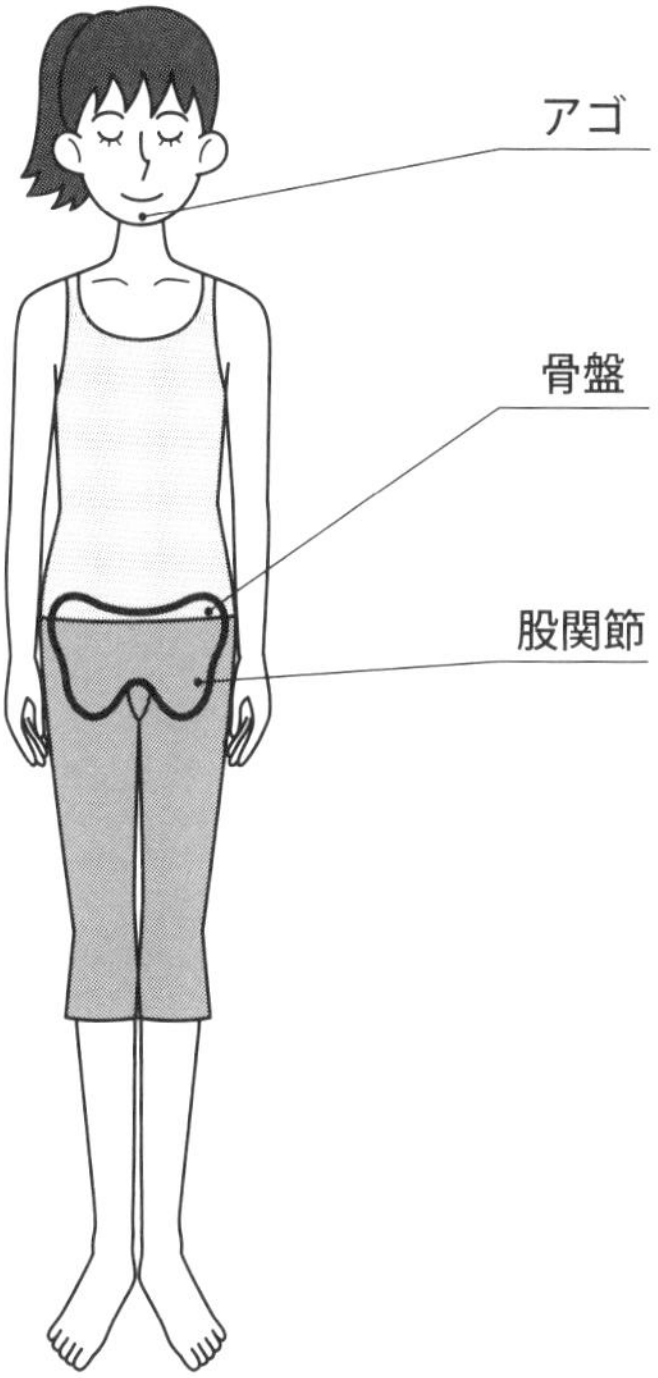

ガムをかんでエクササイズするだけ！

アゴの関節(顎関節)リセット　プラスアルファ・テクニック

プラスアルファ・テクニックのポイント

ポイント1

第2章でお話したように、アゴが原因のカラダのゆがみは、「右片がみSタイプ」と「左片がみSタイプ」との大きく2つに分かれます。どちらのタイプもエクササイズは共通していますが、実施するのはカラダの左右で逆になります。

ポイント2

プラスアルファ・テクニックは、そのままエクササイズだけを行うやり方と、ガムをかみながら行うやり方、さらに、ゴムバンドで脚をしばって行うやり方とがあります。ガムをかみながら行うと、アゴ・骨盤・股関節を一度に矯正する「3関節同時矯正法」

としての効果を得られます。

ゴムバンドで脚をしばって行うと、重心が真ん中に集まって、下半身のゆがみの矯正効果がよりアップします。

たとえば、会社ではトイレに行ったついでに、エクササイズをやり、家でひとりのときにゴムバンドで脚をしばり、ガムをかみながらじっくりエクササイズをする。そんなふうに、状況や気分によって使い分けるなど、いろいろ試してみてください。

なお、ゴムバンドはスポーツ用品店などで入手することができますが、なければヒモやネクタイなどでも構いません。

ポイント3

いずれのエクササイズも簡単ですぐにできます。より早く、より確実に効果を得るには、朝晩2回を基本に、そのほか時間のあるときにこまめにやるよう心がけてください。全身の血流がよくなるので、仕事の合間に行うとリフレッシュになり、そのあとの能率も上がります。

▼プラスアルファ・テクニック1　ウエストひねり

第2章「カラダのゆがみとかみグセを知るチェック動作」の「チェック1　ウエストひねり」を思い出してください。

カラダの左右でひねりやすさが違っていた人は、ひねりにくいほうの筋肉が衰えています。このエクササイズで、衰えた筋肉を鍛えてカラダの左右のバランスを取り戻し、ゆがんだ骨盤と股関節を矯正しましょう。また、腕を頭の後ろで組むことで、左右の肩甲骨が引き寄せられて背中のエクササイズに、ウエストをひねることでポッコリお腹が引っ込み、メリハリのあるボディラインをつくることができます。

なお、ゴムバンドで両脚をしばってエクササイズをすると、矯正効果がより上がります。ゴムバンドで両脚をしばることで、重心が自然に真ん中に集まるためです。脚をしばる位置は、足首の上と太ももの真ん中あたりです。

また、ガムをかみながら行うと、アゴ・骨盤・股関節の3関節を同時に矯正できます。

プラスアルファ・テクニック1● ウエストひねり

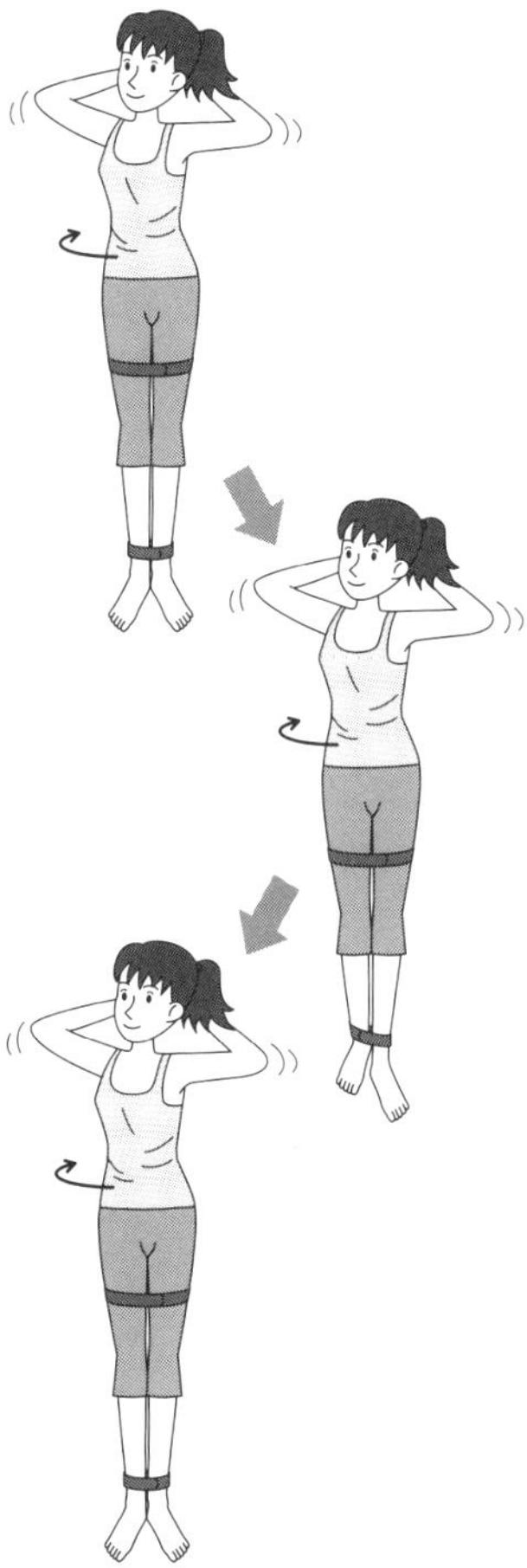

1 無糖ガムを普段かんでいないアゴのほうへ3個入れる（ゆっくり鼻で呼吸する）。ゴムバンドで両足首の上と、太もの真ん中あたりをしばる。この状態でまっすぐ立ち、頭の後ろで両手を組む。肘が耳の後ろに来るよう胸をしっかりと開く

2 ひねりにくいほうの足を、一歩後ろに引き、後ろに引いた足の親指と人差し指の付け根に体重をかけながら、上半身をひねりにくいほうにゆっくりとひねる

3 ひねりながら、ガムをゆっくりとかみつぶし、元に戻しながら、アゴの力をゆるめる

4 10回繰り返したら、足を元の位置に戻す。これを1セットにして3～5セット行う。両脚をそろえた状態でもう一度ひねり、ひねりやすくなっていることを確認する

Point 「右片がみSタイプ」の人は、左足を引き、左にひねる
「左片がみSタイプ」の人は、右足を引き、右にひねる

▼プラスアルファ・テクニック2　膝まわし

今度は、２章の「カラダのゆがみとかみグセを知るチェック動作」の「チェック３　膝まわし」を思い出してください。膝をぐるぐるまわしたときに、左右でまわしやすさが違っていた人は、骨盤や股関節、膝や足首などの脚の関節がゆがんでいます。ゆがみの原因がアゴから発生している場合は、まわしやすいほうがかみグセ側で、まわしにくいほうが反対側です。脚のケガなどが原因で、骨盤や股関節、脚関節がゆがんでいることもあります。いずれにしても、まわしにくいほうをよくまわすことで、ゆがみを矯正することができます。

なお、プラスアルファ・テクニック１と同じ要領で、ゴムバンドで両脚を２カ所（足首の上と太ももの真ん中あたり）しばり、ガムをかみながら行うと、より効果的です。

プラスアルファ・テクニック2● 膝まわし

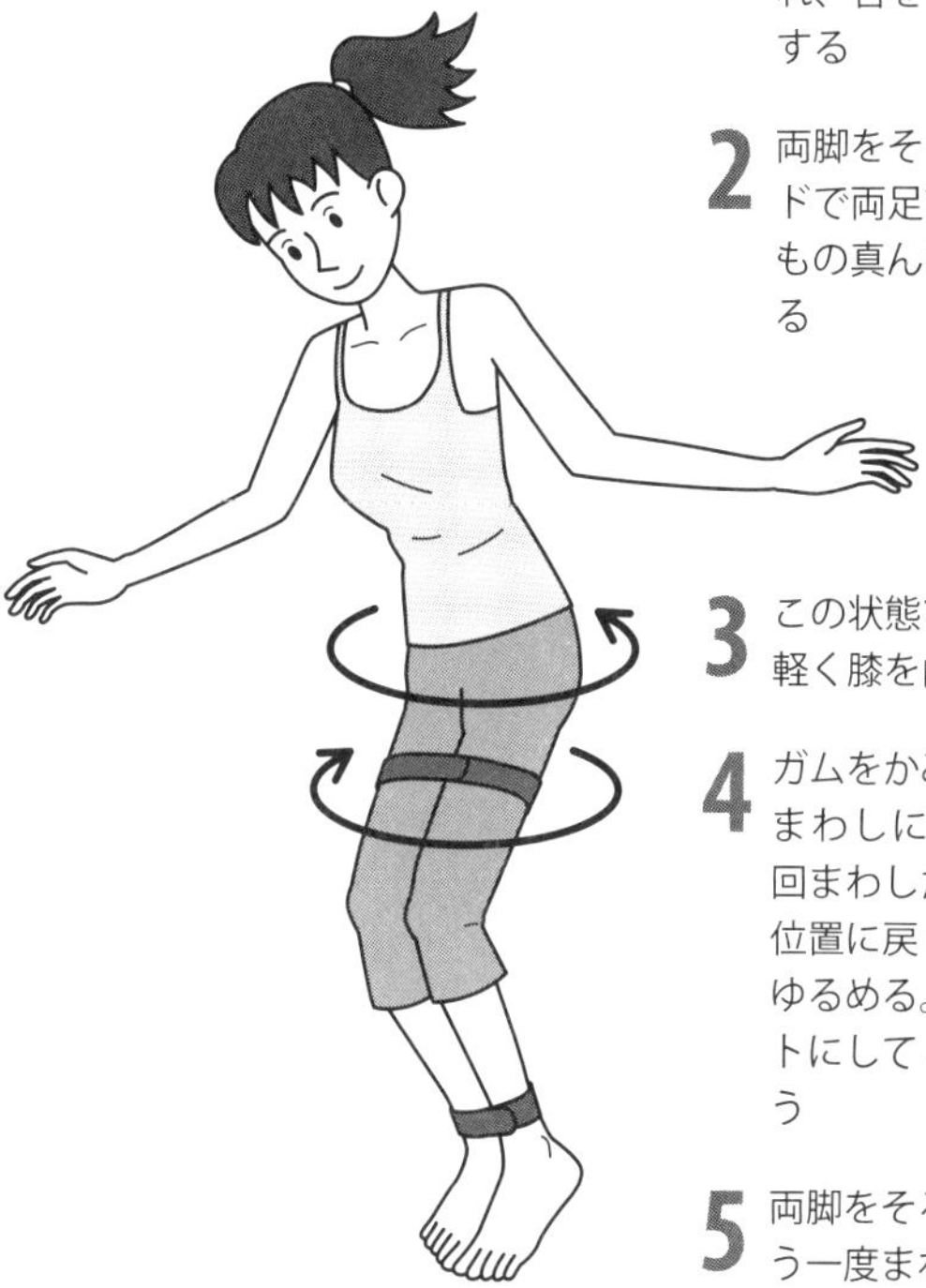

1 無糖ガムを普段かんでいないアゴのほうへ3個入れ、唇を閉じ、鼻呼吸をする

2 両脚をそろえ、ゴムバンドで両足首の上と、太もも真ん中あたりをしばる

3 この状態でまっすぐ立ち、軽く膝を曲げる

4 ガムをかみつぶしながら、まわしにくいほうに10回まわしたら、足を元の位置に戻し、アゴの力をゆるめる。これを1セットにして3～5セット行う

5 両脚をそろえた状態でもう一度まわして、まわしやすくなっていることを確認する

Point 「右片がみSタイプ」の人は左にまわす
「左片がみSタイプ」の人は右にまわす

美しいスタイルをキープするためのアドバイス

筋肉よりカラダのバランスが大切

「関節は筋肉によって動くから、骨格のゆがみを治すには、筋肉を鍛えなくてはいけない」とよくいわれます。

ですが、骨格が曲がって左右の筋力に差のできている状態で、弱いほうだけを強くしてもゆがみは治りません。むしろ、筋肉のつき方がアンバランスになって、もっとゆがむ可能性があります。そもそも、筋力が必要なら、カラダを鍛えているスポーツ選手に腰痛はないはずです。私は、ゆがみや痛みを改善するのに、筋力はあまり関係ないと思います。

筋力を鍛えるよりも、優先すべきは、カラダのバランスを整えることです。カラダのバランスがとれていれば、自然に適度な筋肉がバランスよくつきます。

また、自律神経やホルモンの働き、血液やリンパの流れなどもスムーズになり、体調全体がよくなって、カラダの内側からもキレイになります。

カラダのバランスを整えるのに、もっとも簡単でもっともベストな方法は、姿勢よくまっすぐ立つことです。

まっすぐ立っているためには、いわゆるインナーマッスルを使わないといけません。インナーマッスルが弱いと、正しい姿勢を長く維持することはできません。

ジムに通ったり、特別なスポーツをするより、気づいたときにすっと背筋を伸ばすこと。そのほうがはるかに美しいスタイルを作るのに有効です。

正しい姿勢で歩けば代謝が上がって、ボディラインも引き締まる

健康のために何かしたいという人に、私がおすすめするのはウォーキングです。歩くときは、全身の筋肉をバランスよく使いますし、外を歩くことでストレス解消効果やリフレッシュ効果もあります。

長く歩く必要はありません。正しい姿勢でリズミカルに歩けば、20分程度で必要な筋肉はつきます。

「正しい姿勢がよくわからない」
「いい姿勢を維持するのが大変」

そんな声が聞こえてきそうですね。

正しい姿勢で歩くためのちょっとしたコツをお教えしましょう。

ひとつは、**いつもより半歩分ぐらい歩幅を広くして歩く**ことです。これだけで、背筋がぴんと伸びて、正しい姿勢になります。

もうひとつは、**かかとから着地して、親指と人差し指の2本で地面を蹴り出す**ことです。正しい脚運びで歩くことで、カラダの重心が真ん中に集まり、正しい筋力の使い方ができるようになります。

この2点を意識するだけで、自然に正しい姿勢と脚運びで歩けるようになってきます。

姿勢がよくなるので、ゆがみもとれてきます。なお、歩くときは腕を80〜90度ぐらいに曲げ、歩くリズムに合わせて自然に振ります。手は軽く握っても構いませんが、決して親指を握り込まないよう注意をしてください。親指を握って圧迫すると、心臓によくありません。

慣れてきたら、歩いている途中で軽くダッシュをしてみましょう。息があがったらまた歩き、息が整ったらまたダッシュをする。20分ほど繰り返すことで、心肺機能を鍛えることができ、代謝がグンとよくなります。

また、太ももをお腹のほうに引き上げながら歩くことで、体幹部の腸腰筋や大腰筋などを鍛えることができ、ぽっこりお腹も解消します。

歩くことで、カラダの内側からバランスが整い、全身が引き締まって、美しいボディラインが手に入ります。

スポーツ好きな人はここに注意して

スポーツの好きな人に注意をしてほしいのは、なるべくカラダの左右をバランスよく使う運動を選ぶことです。

たとえば、テニスやサッカーのように利き腕や利き脚を多く使うものより、ヨガやダンスのように左右対称に使うものがおすすめです。テニスやサッカーが好きという人は、意識して反対側を使うなど、偏りを減らすことを心がけてください。

自分にふさわしい体重を維持しよう

すべての女性に共通の願いでしょう。見た目の美しさを気にして、ダイエットを繰り返す女性もたくさんいます。確かに、太り過ぎは、健康面からいってもよくありません。ですが、必要以上にやせ過ぎるのもまた、健康的ではありません。

「美しくなりたい」

大切なのは、自分が元気に活動できて、なおかつ、見た目にも満足できる、そういう自分にとってのベスト体重を見つけて、維持していくことです。

自分にとってのベスト体重は、人それぞれです。

たとえば、身長が同じ160センチメートルでも、体重50キログラムで軽やかに動けていいという人もいれば、55キログラムぐらいあったほうが体力があっていいという人もいるでしょう。標準体重や見た目にとらわれず、体調面を考慮しながら、自分にもっともふさわしい体重を決めることは、元気で楽しく暮らしていくうえで重要です。

もし、何度もダイエットに失敗しているとしたら、目標とする体重設定や選んだダイエット法に、そもそも無理があるのかもしれません。

ベスト体重を維持するには、栄養バランスのとれた食事と適度な運動、そして、規則正しい生活を心がけることが大切です。

そのうえで、たとえば、最近ベスト体重を維持しづらくなってきたとか、ダイエットをしてもやせにくくなったとか、カラダの変化を感じているとしたら、カラダのゆがみが進んでいるのかもしれません。カラダにゆがみがあると、血流やリンパの流れなどが滞り、代謝が下がって、太りやすくなります。

「体重のコントロールがうまくいかなくなってきたな」というときは、厳しいダイエットを試す前に、カラダのゆがみチェックをしてみてください。

もしゆがみがあれば、「アゴの関節リセット全身美人術」で崩れた全身のバランスを調整することで、するすると体重が落ちて、ベスト体重に近づいていきます。

第5章

体型改善テクニック
目的別メニューで、
気になる悩みを一気に解消！

体型の悩みと改善メニュー　気になるところを集中攻撃！

「望みのカラダ」を今すぐ手に入れたい人へ

基本テクニックとプラスアルファ・テクニックは毎日行うのが理想ですが、無理してすべてを行う必要はありません。

たとえば、「ぽっこりお腹を早く引っ込めたい」「脚だけをもっと細くしたい」「慢性の肩こりをなんとかしたい」というように、「とくに気になる部分や症状を集中的に改善したい」という人もいらっしゃるでしょう。

そのための目的にもっとも有効なテクニックをピックアップし、さらに必要なら追加テクニックとしてエクササイズやストレッチなどをひとつか2つ組み合わせることで、悩みや症状別の即効改善メニューを用意しました。

これまでの悩みを一気に解消し、美しく健康なカラダに生まれ変わってください。

▼悩み「キュートな小顔」「バランスのいい顔」を手に入れたい！

アゴ（顎関節）のゆがみを矯正する基本テクニックの1～3と、気になるところを直接リセットするテクニックを行うことで、より効果が高まります。

ではまず、顔のバランスを手に入れるために、

- **基本テクニック1　ガムかみエクササイズ**
- **基本テクニック2-1　アゴのグリグリ骨マッサージ**
- **基本テクニック2-2　首と鎖骨のグリグリ骨マッサージ**
- **基本テクニック3　舌突き出しエクササイズ**

を行いましょう。さらに効果をアップさせるためには、**「顔の凹凸リセットエクササイズ」**をご紹介します。ガムを使う簡単なエクササイズでありながら、顔のバランスを整えるのにすごい効果があるエクササイズです。

基本テクニック1● ガムかみエクササイズ

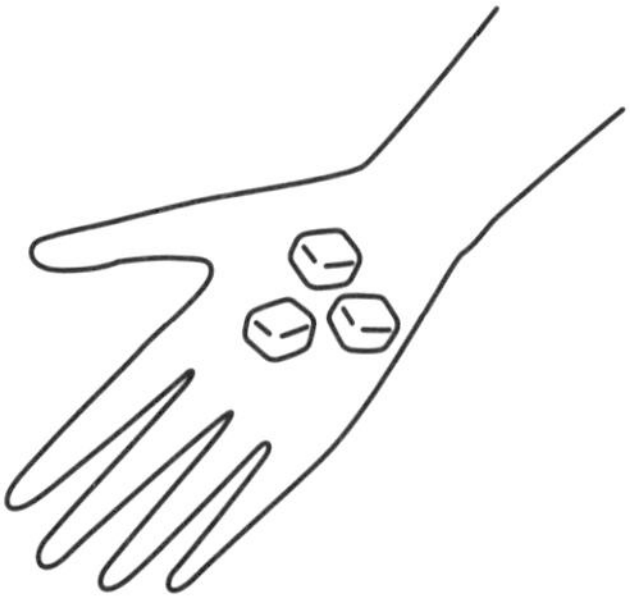

1 市販の虫歯にならない甘味料（キシリトールやエリスリトールなど）を使ったガムを用意する。板状のものより粒状のものがおすすめ

2 ガムを普段かんでいないアゴのほうへ、3個入れる

3 唇を閉じ、鼻で呼吸をしながら、ガムをゆっくりとかみつぶす。かんだときに上下の歯が当たらないよう、ガムをゆっくりと押しつぶすようなイメージで行うのがポイント。1回にかむ時間は20～30分を目安に

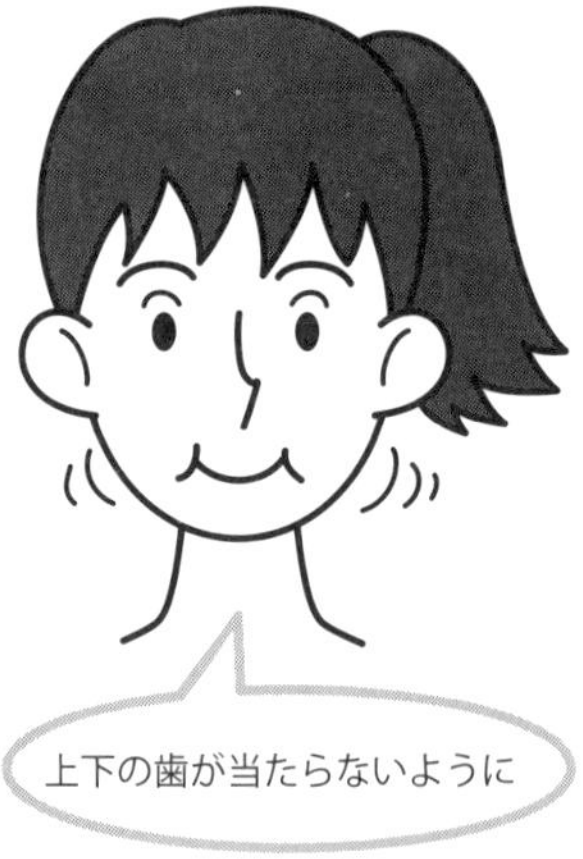

4 1～3の要領で、1日に3～4回行う

20～30分
×
1日3～4回

基本テクニック 2-1 ● アゴのグリグリ骨マッサージ

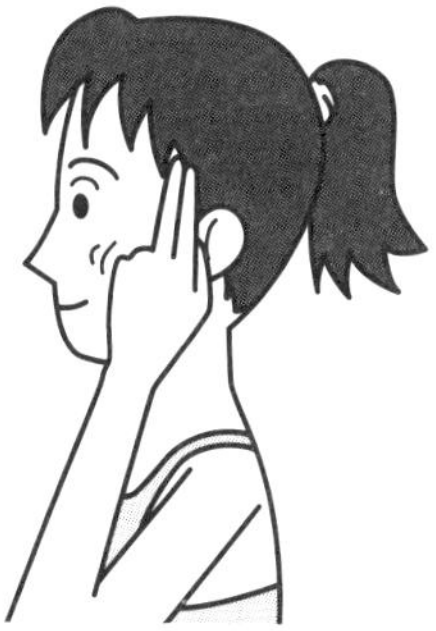

1 左右のこめかみの指１本分だけ後ろ横あたりの骨（口を開閉して筋肉の動きを感じるところが目安）を、それぞれ左右の人差し指と中指の２本で軽く押さえ、指を前後に小さく動かしながらグリグリとマッサージする

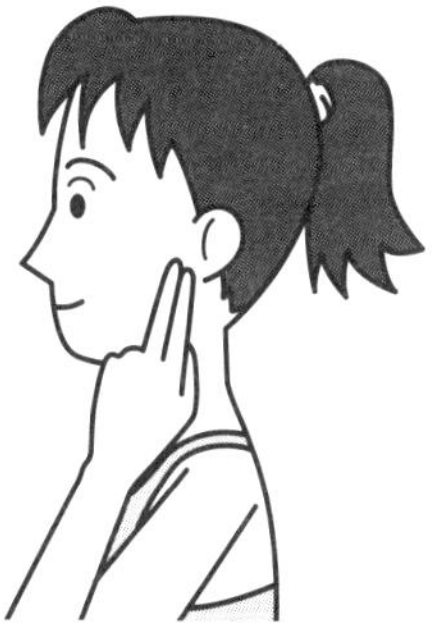

2 １の位置から、筋肉に沿って耳の前を通りながら、アゴの付け根あたりまでグリグリとマッサージをする

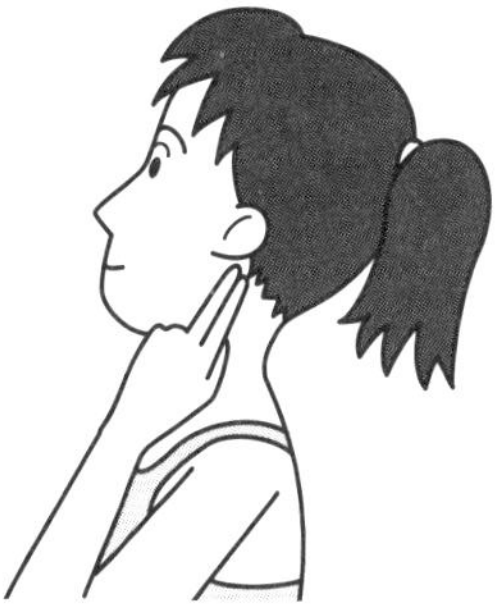

3 １、２の一連のマッサージを５～10回行う。同じ要領で、耳たぶの真下のアゴの付け根を、２本の指でグリグリとマッサージする

基本テクニック 2-2 ● 首と鎖骨のグリグリ骨マッサージ

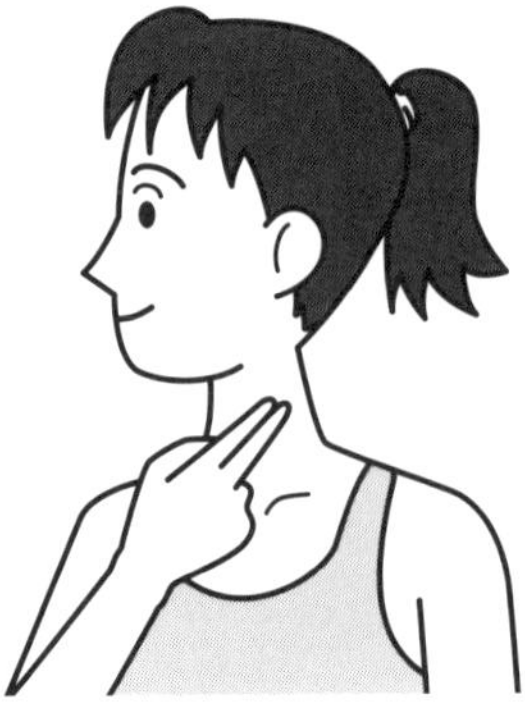

1 首を右に倒し、左の耳たぶの後ろのアゴの付け根に、右手の人差し指と中指の２本を当てる

2 １の位置から、カラダ中心側の鎖骨の端へと斜めに走っている胸鎖乳突筋に沿って、鎖骨周辺の骨を、グリグリとゆっくりマッサージしていく

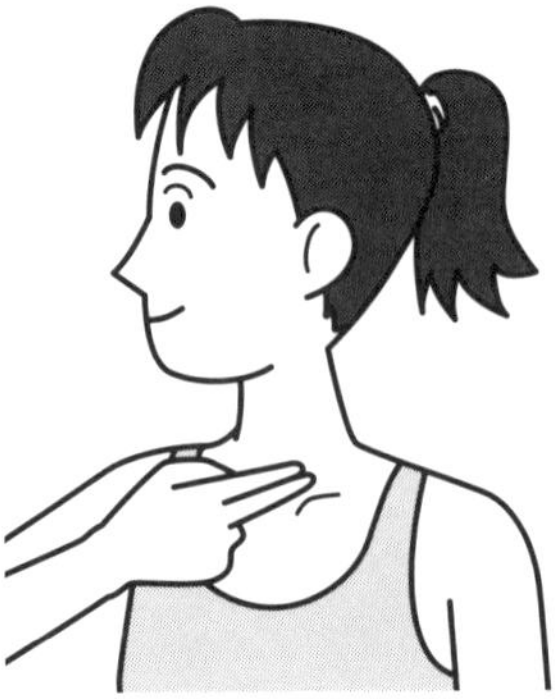

3 ２を 10 回行ったら、今度は首を左に倒して、反対側を同じ要領でマッサージする

基本テクニック3●舌突き出しエクササイズ

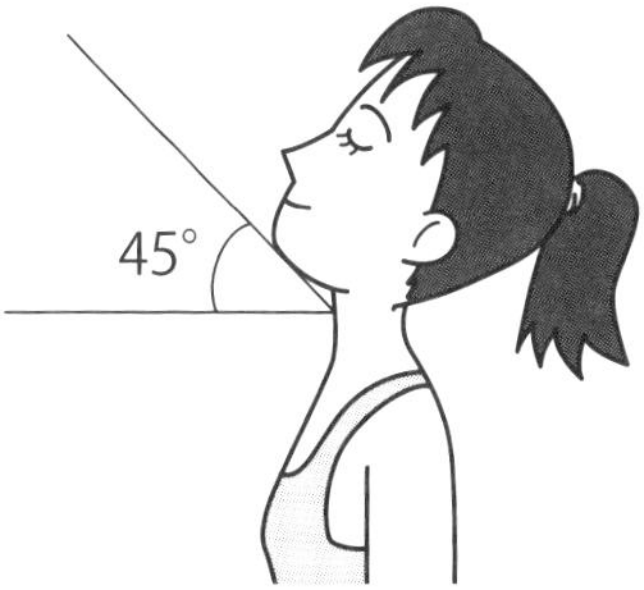

1 斜め上（45度ぐらい）を向き、口を閉じたまま下アゴを前に突き出す

2 そのまま下アゴを開いて、舌を前に突き出す。その状態で10秒キープしたら、舌と下アゴをゆっくりと元の位置に戻す

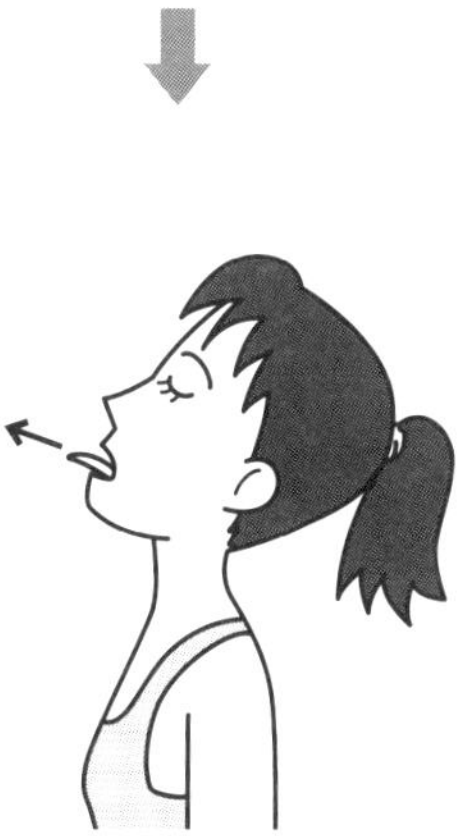

3 1と2の一連の動きを10回繰り返したら、顔を正面に戻してリラックス。このとき上下の歯と歯が当たっていないかを確認

※1〜3を1セットにして、2回行う

顔の凹凸リセットエクササイズ

頬や鼻筋などゆがみの目立ちやすいパーツを、直接リセットするエクササイズです。ガムをかんだ状態で行うことで、アゴのゆがみも矯正され、顔全体のバランスを整えることができます。

エラの凹凸

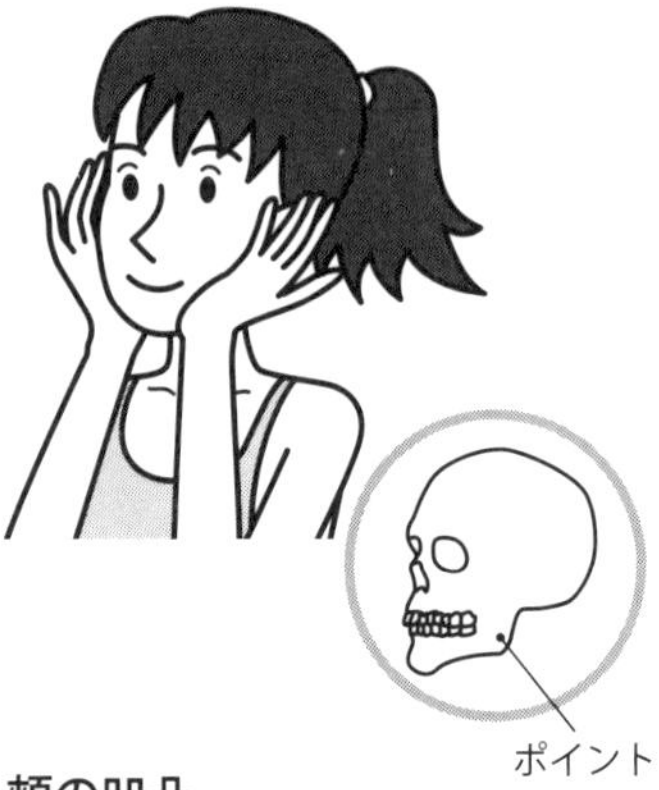

頬の凹凸

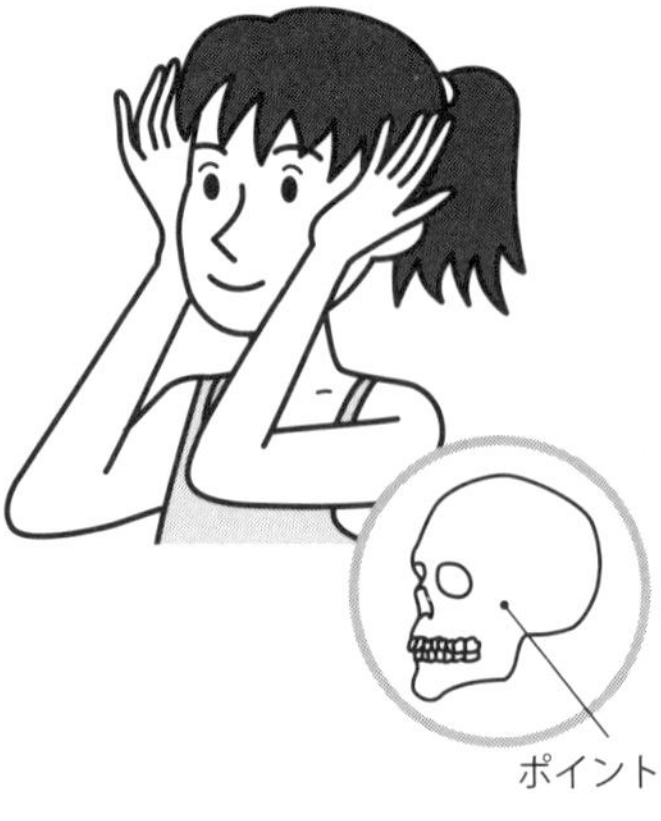

1 無糖の粒ガムを両方のアゴに２〜３個ずつ入れ、軽く唇を閉じる

2 顔のゆがみの気になる部分（頬やエラ、鼻筋など）に手のひらを当て、左右対称になるよう、出ているほうをグーっと押して圧迫する

※たとえば、右頬が出て左頬がへこんでいる場合は、左のアゴを左の手のひらで支えた状態でキープし、右の頬を右の手のひらでグーっと押し込む。押し込みながら、両アゴでガムをギュッとかむ

3 ２の状態で５秒間押し込んだら、手の力とアゴの力を同時に抜いてゆるめる。これを１セットにして５回繰り返す

▼悩み　左右のバストのバランスや形、大きさを整えたい！

バストがたれてきたり、左右で形が変わってきたりするのは、アゴや頸椎、鎖骨、肋骨のゆがみが原因です。これらのゆがみをとるには、先に紹介した基本テクニックをしっかり行うことです。さらに「美しいデコルテライン」も手にはいります。

・基本テクニック1　ガムかみエクササイズ
・基本テクニック2-1　アゴのグリグリ骨マッサージ
・基本テクニック2-2　首と鎖骨のグリグリ骨マッサージ
・基本テクニック3　舌突き出しエクササイズ
・基本テクニック4　肩すぼめ呼吸エクササイズ
・基本テクニック5　寝てバンザイ呼吸エクササイズ

この5つで改善しますので、1日1回やってみてください。

基本テクニック1● ガムかみエクササイズ

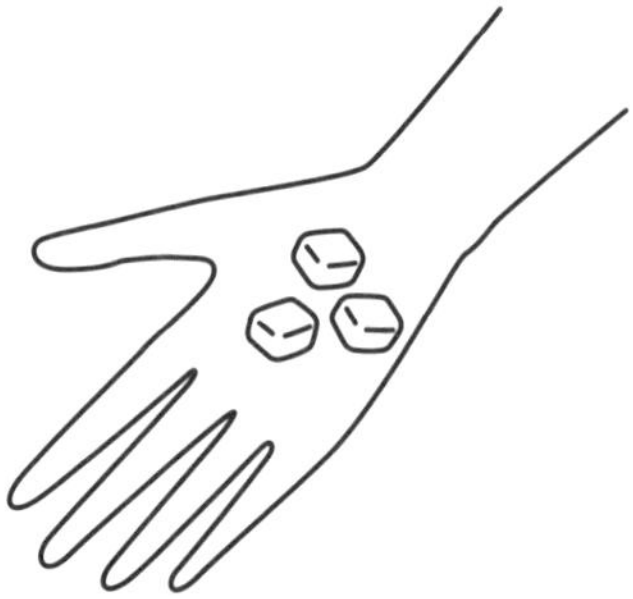

1 市販の虫歯にならない甘味料（キシリトールやエリスリトールなど）を使ったガムを用意する。板状のものより粒状のものがおすすめ

2 ガムを普段かんでいないアゴのほうへ、3個入れる

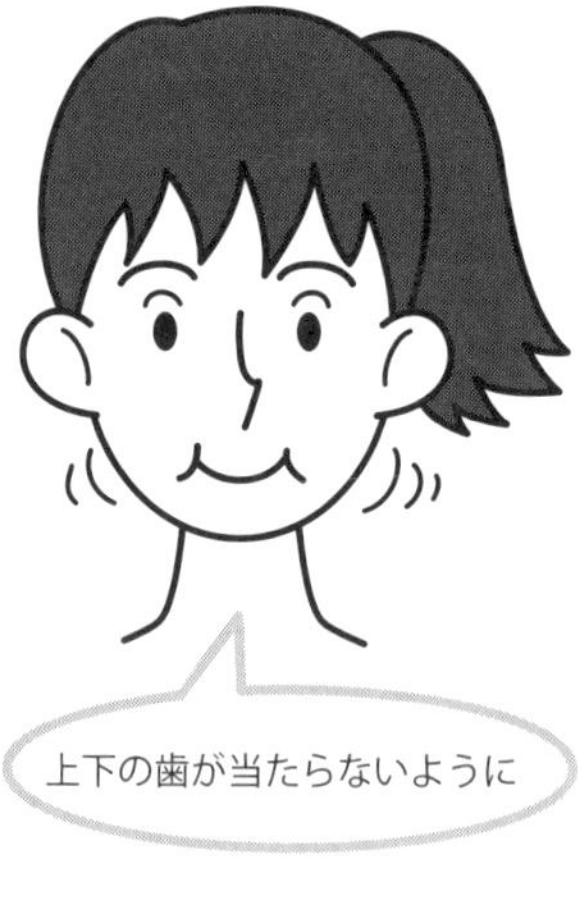

3 唇を閉じ、鼻で呼吸をしながら、ガムをゆっくりとかみつぶす。かんだときに上下の歯が当たらないよう、ガムをゆっくりと押しつぶすようなイメージで行うのがポイント。1回にかむ時間は20～30分を目安に

4 1～3の要領で、1日に3～4回行う

20～30分
×
1日3～4回

基本テクニック 2-1 ● アゴのグリグリ骨マッサージ

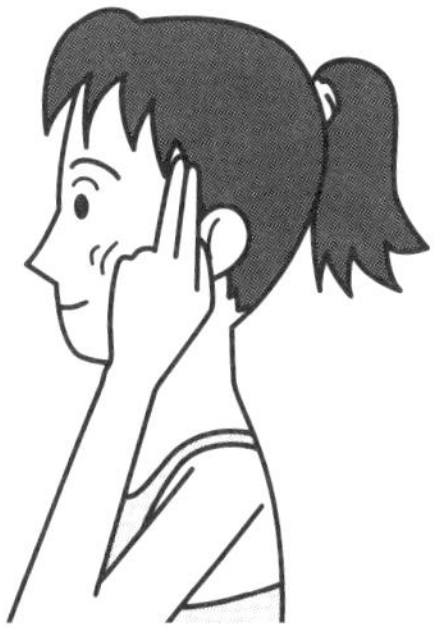

1 左右のこめかみの指１本分だけ後ろ横あたりの骨（口を開閉して筋肉の動きを感じるところが目安）を、それぞれ左右の人差し指と中指の２本で軽く押さえ、指を前後に小さく動かしながらグリグリとマッサージする

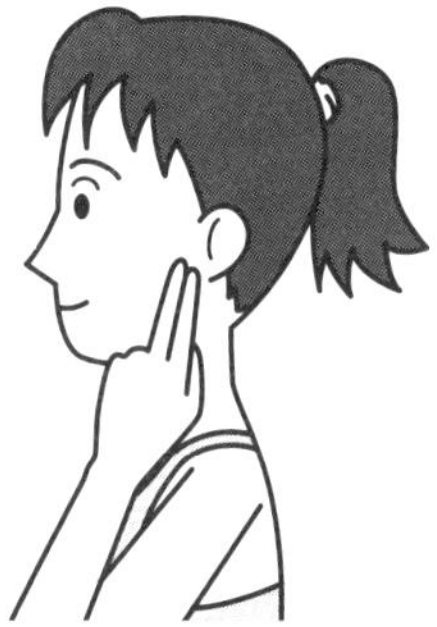

2 １の位置から、筋肉に沿って耳の前を通りながら、アゴの付け根あたりまでグリグリとマッサージをする

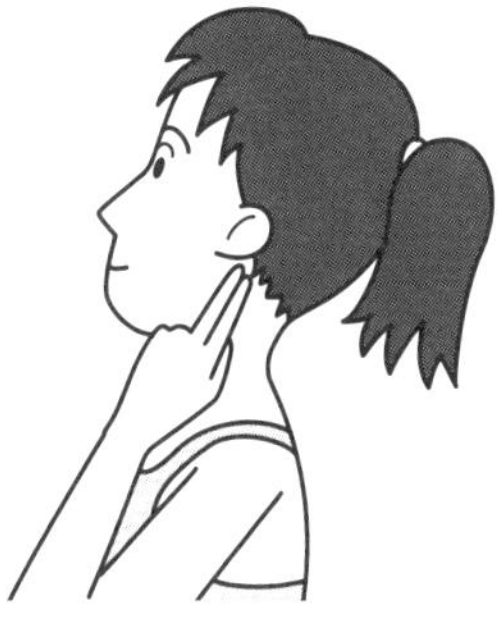

3 １、２の一連のマッサージを５～10 回行う。同じ要領で、耳たぶの真下のアゴの付け根を、２本の指でグリグリとマッサージする

基本テクニック 2-2 ● 首と鎖骨のグリグリ骨マッサージ

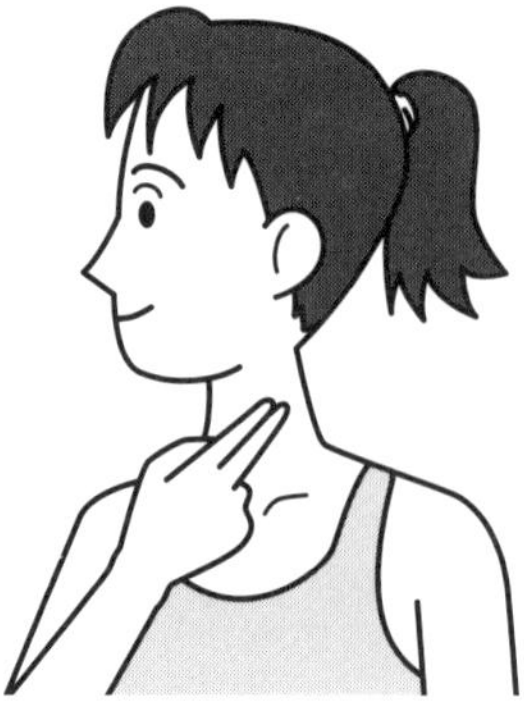

1 首を右に倒し、左の耳たぶの後ろのアゴの付け根に、右手の人差し指と中指の２本を当てる

2 １の位置から、カラダ中心側の鎖骨の端へと斜めに走っている胸鎖乳突筋に沿って、鎖骨周辺の骨を、グリグリとゆっくりマッサージしていく

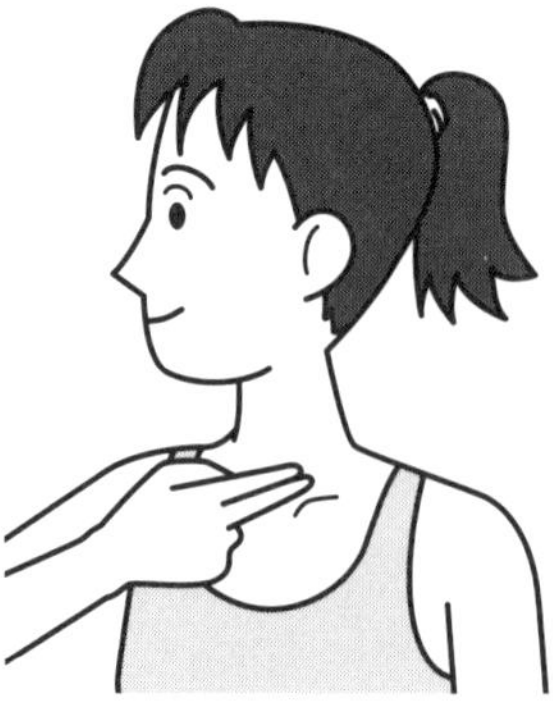

3 ２を 10 回行ったら、今度は首を左に倒して、反対側を同じ要領でマッサージする

基本テクニック3●舌突き出しエクササイズ

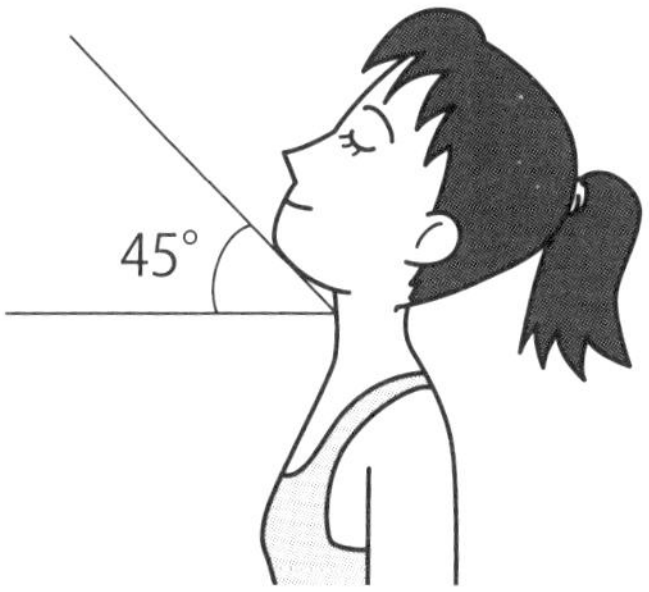

1 斜め上（45度ぐらい）を向き、口を閉じたまま下アゴを前に突き出す

2 そのまま下アゴを開いて、舌を前に突き出す。その状態で10秒キープしたら、舌と下アゴをゆっくりと元の位置に戻す

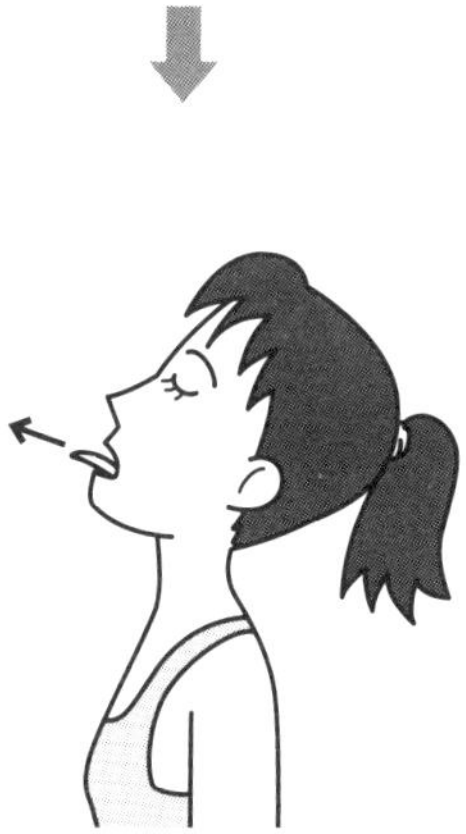

3 1と2の一連の動きを10回繰り返したら、顔を正面に戻してリラックス。このとき上下の歯と歯が当たっていないかを確認

※1～3を1セットにして、2回行う

基本テクニック4●肩すぼめ呼吸エクササイズ

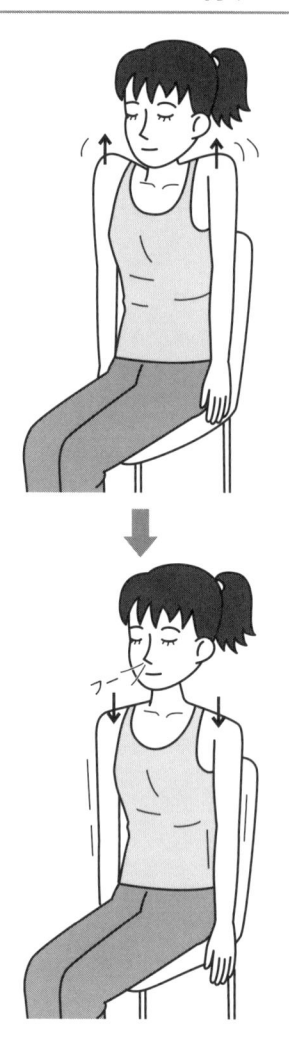

1 背筋を軽く伸ばして、椅子に座る

2 軽く口を閉じ、鼻から息を吸って、胸を大きくふくらませる。この状態で息を止め、肩をぐっと引き上げてすぼめ、10秒間キープする

3 ゆっくりと鼻から息を吐きながら、肩をおろす。息を完全に吐き切ったら、一連の動作を5回繰り返す

基本テクニック5● 寝てバンザイ呼吸エクササイズ

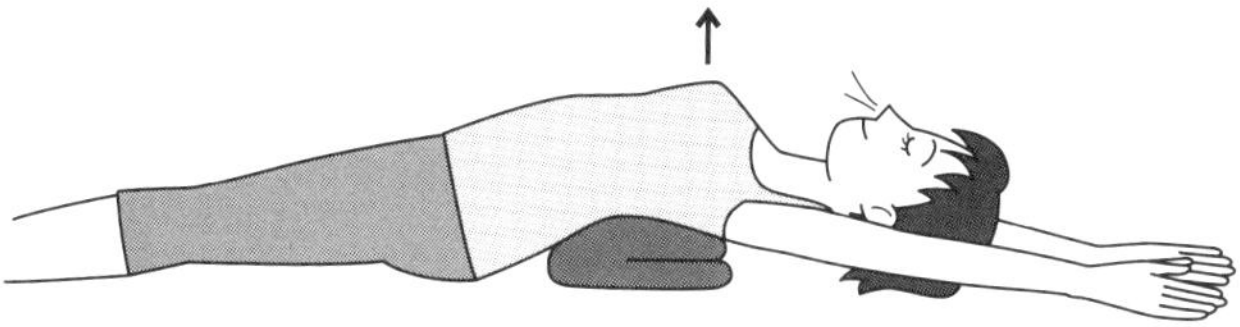

1 仰向けに寝て、胸の下にクッションを入れる（クッションは痛くないぐらいの高さ）。両腕をまっすぐ上に上げて、バンザイの状態になる

2 鼻から息を吸って、胸を大きくふくらませる。肋骨を上に引き上げるようなイメージで行う

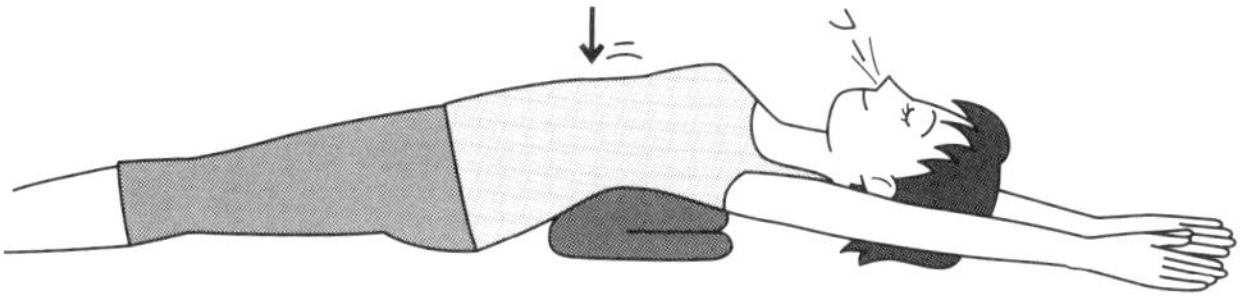

3 次に鼻からゆっくりと息を吐く。お腹がぺたんこになるまで、しっかり息を吐き切る。この一連の動作を10回繰り返す

▼悩み「ぽっこりお腹」をなんとかしたい！「ヒップアップ」もしたい！

たるんだお腹を引き締めるには、まずは、

・基本テクニック5　寝てバンザイ呼吸エクササイズ

を行ってから、「**プラスアルファ・テクニック1　ウエストひねり**」を行ってみてください。

さらに効果をアップさせる3つのトレーニングがあります。

・つま先立ちトレーニング

・足首パタパタトレーニング

・腰ひねりトレーニング

この3つは、お腹や下半身締めに効きますので、ぜひ合わせてやってみましょう。

基本テクニック5●寝てバンザイ呼吸エクササイズ

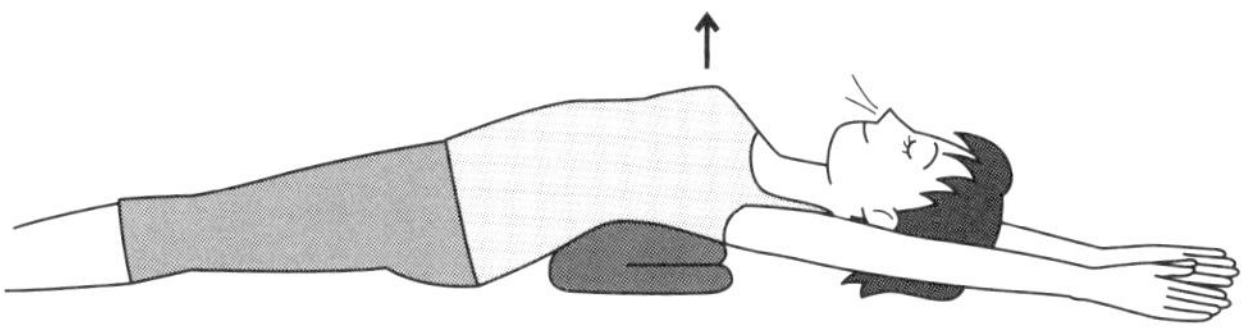

1 仰向けに寝て、胸の下にクッションを入れる（クッションは痛くないぐらいの高さ）。両腕をまっすぐ上に上げて、バンザイの状態になる

2 鼻から息を吸って、胸を大きくふくらませる。肋骨を上に引き上げるようなイメージで行う

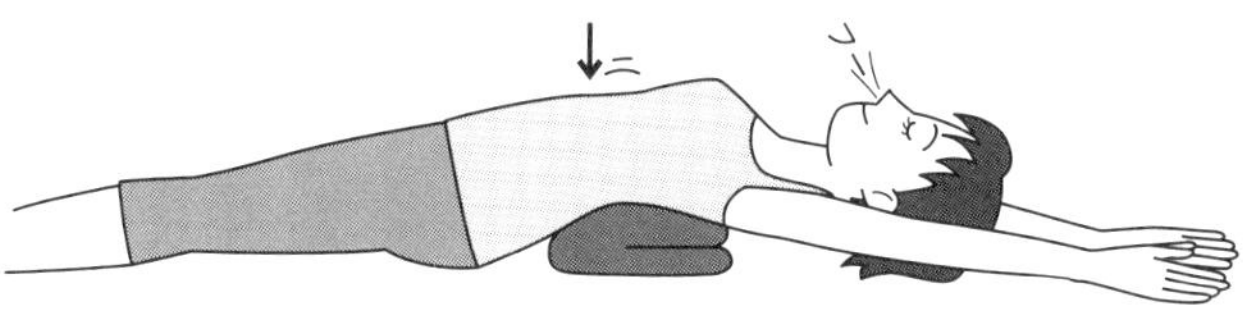

3 次に鼻からゆっくりと息を吐く。お腹がぺたんこになるまで、しっかり息を吐き切る。この一連の動作を10回繰り返す

プラスアルファ・テクニック1● ウエストひねり

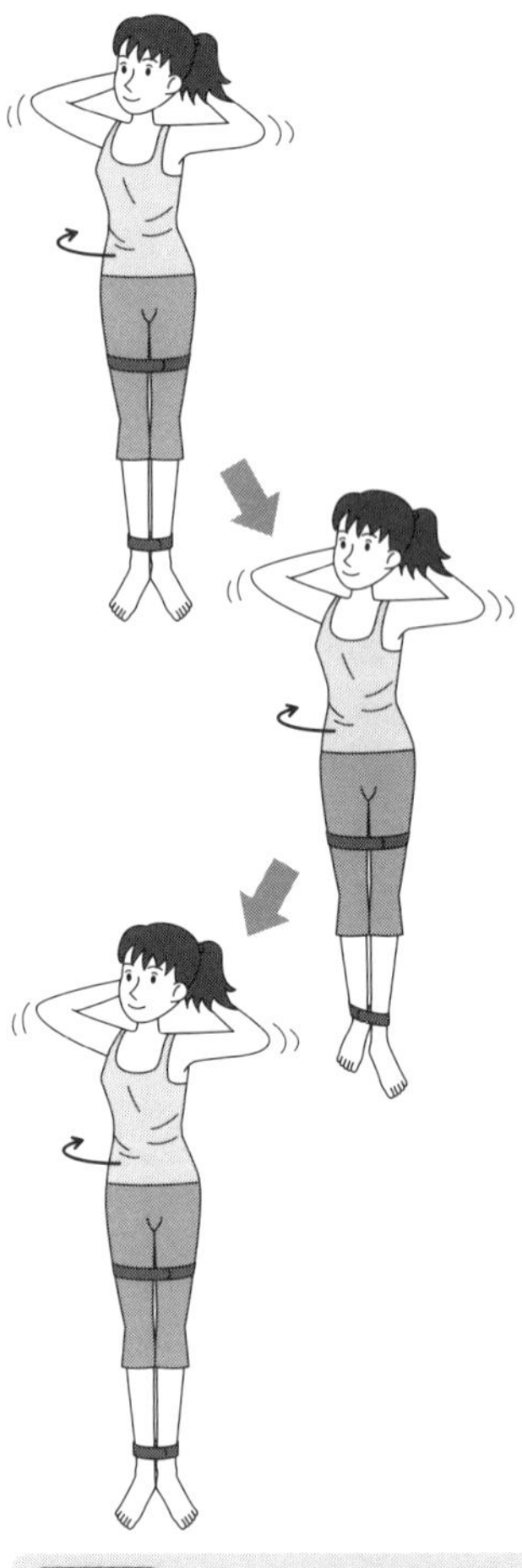

1 無糖ガムを普段かんでいないアゴのほうへ3個入れる（ゆっくり鼻で呼吸する）。ゴムバンドで両足首の上と、太もも の真ん中あたりをしばる。この状態でまっすぐ立ち、頭の後ろで両手を組む。肘が耳の後ろに来るよう胸をしっかりと開く

2 ひねりにくいほうの足を、一歩後ろに引き、後ろに引いた足の親指と人差し指の付け根に体重をかけながら、上半身をひねりにくいほうにゆっくりとひねる

3 ひねりながら、ガムをゆっくりとかみつぶし、元に戻しながら、アゴの力をゆるめる

4 10回繰り返したら、足を元の位置に戻す。これを1セットにして3～5セット行う。両脚をそろえた状態でもう一度ひねり、ひねりやすくなっていることを確認する

Point 「右片がみSタイプ」の人は、左足を引き、左にひねる
「左片がみSタイプ」の人は、右足を引き、右にひねる

つま先立ちトレーニング

ゴムバンドで両脚をしばった状態でつま先立ちをすることで、脚や体幹部の筋肉が鍛えられ、下半身のダイエット効果があります。ぽっこりお腹やO脚の気になる人、太ももやふくらはぎを細くしたい人などにとくにおすすめです。

うまくできないという人は、慣れるまでテーブルや壁に手をつき、軽くカラダを支えても構いません。

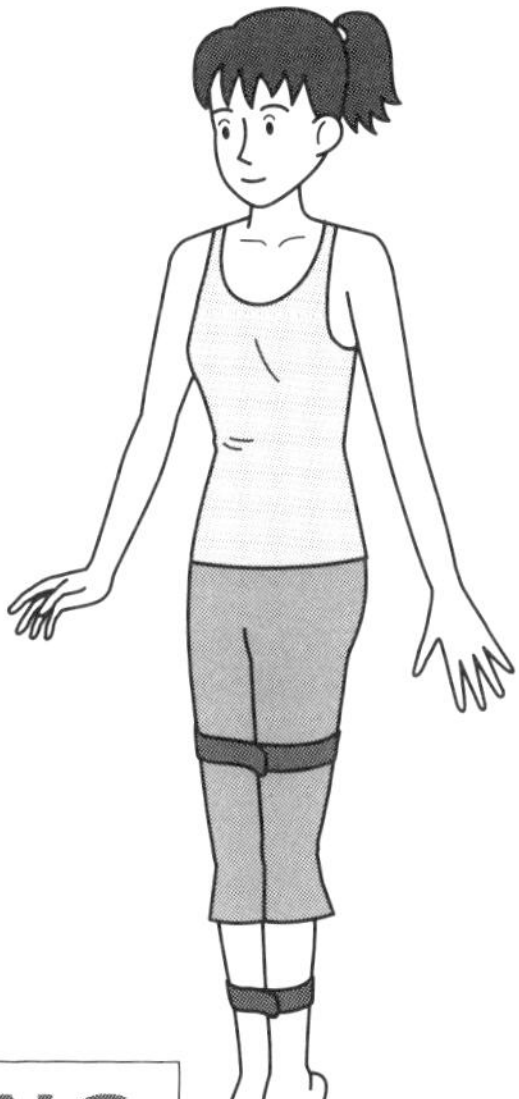

1 両脚をそろえ、ゴムバンドで足首の上と太ももの真ん中あたりをしばる

2 かかとをつけてまっすぐ立ち、つま先を少し開く。ふくらはぎの筋肉を内旋させて、左右のふくらはぎの後ろ側をくっつける

3 2の状態をキープしたまま、親指と人差し指の2本に体重をかけて、つま先立ちをする。このとき、左右のふくらはぎが離れないよう注意

4 つま先立ちを10秒間したら、一度かかとをおろす。10回を1セットにして3～5セットを行う

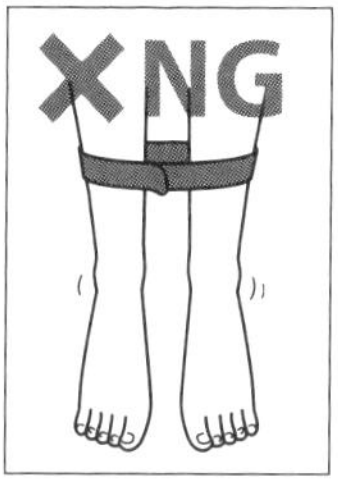

足首パタパタトレーニング

骨盤と股関節のゆがみを整えるエクササイズです。腰痛や股関節痛、膝や足首の痛みなど、下半身のトラブルを改善するのに有効です。これもゴムバンドやヒモなどを使いましょう。

足首をしばっておかないと、両脚を均等に動かせません。また、股関節をしばることで矯正効果が上がります。

1 両脚をそろえ、足先が左右どちらかに倒れていないかを確認したら、ゴムバンドで両足首の上と、股関節の下あたりをしばる

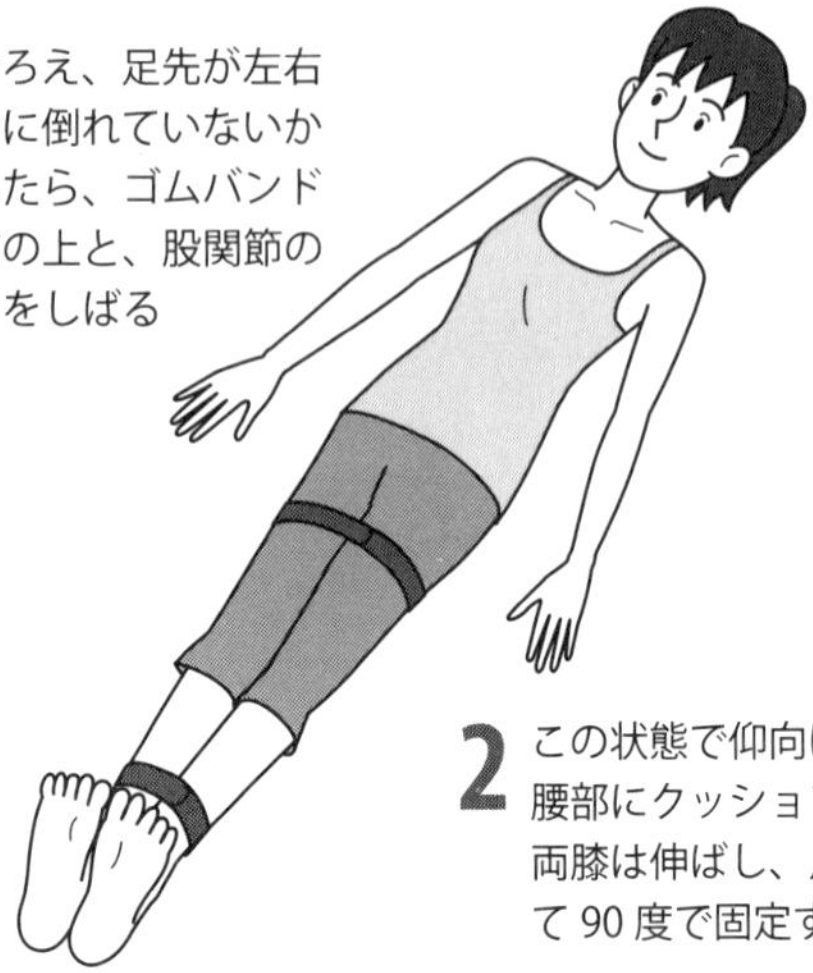

2 この状態で仰向けに寝て、腰部にクッションを当てる。両膝は伸ばし、足首を立てて 90 度で固定する

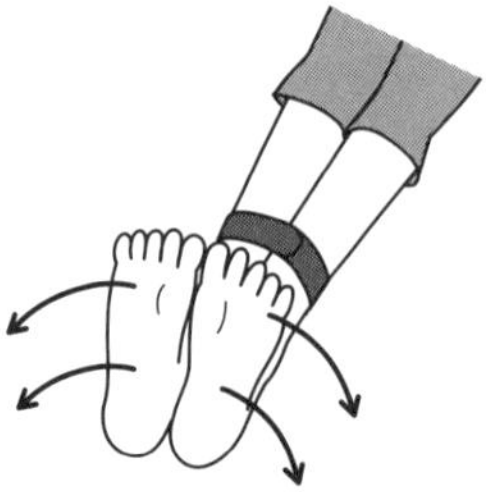

3 両足首をそろえたまま、足首から先を右にゆっくりと倒す。一度元に戻し、今度は左にゆっくりと倒す

4 倒しにくいほうに、パタパタと強めに倒す。10 回を 1セットにして、2セット行う

ゆがみを整え、下半身トラブルを改善

腰ひねりトレーニング

さきほどの足首パタパタと同じ姿勢から、今度は腰を左右にひねります。骨盤のゆがみを矯正して下半身のバランスを整えます。下肢痛や下半身のダイエットにも有効です。

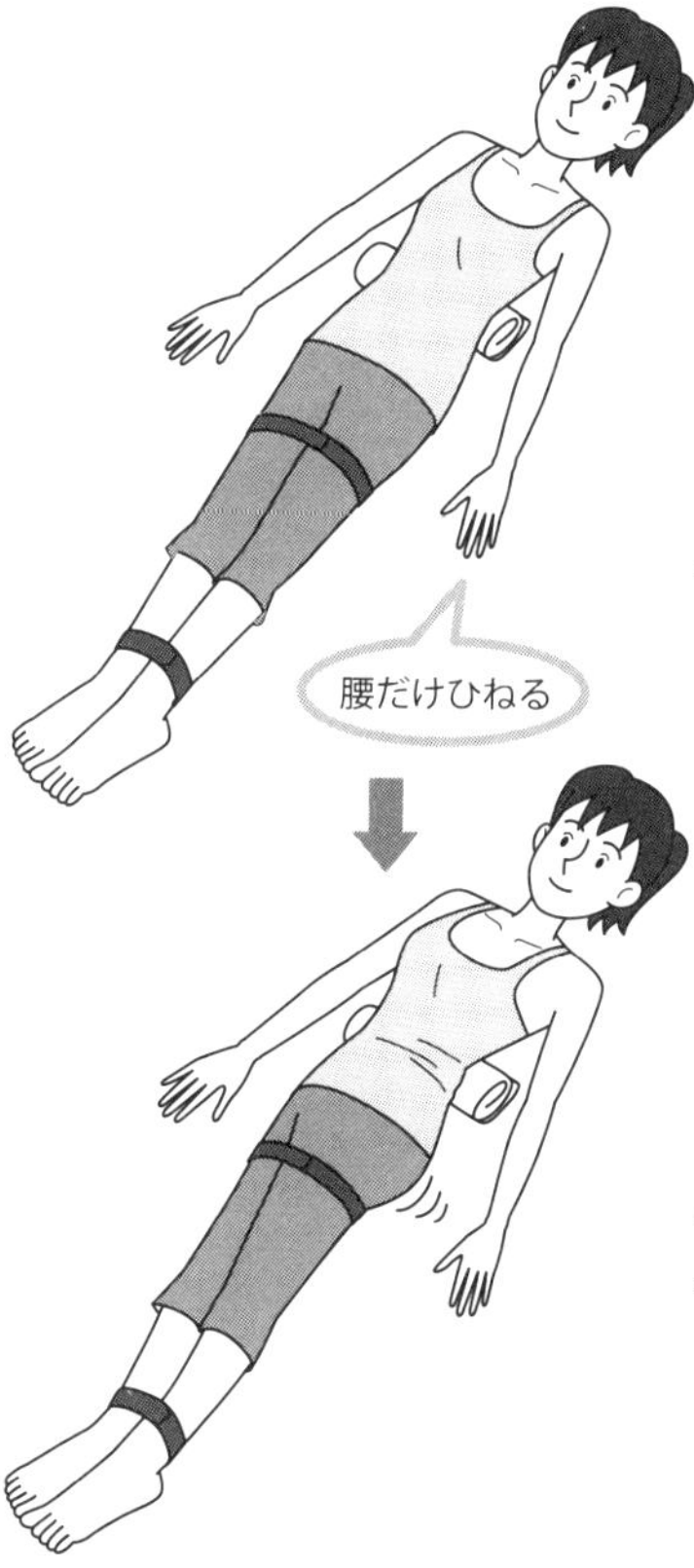

1 両脚をそろえ、ゴムバンドで両足首の上と、股関節の下あたりをしばる

2 この状態で仰向けに寝て、腰部にクッションを当てる。両膝は伸ばし、足先は力を抜いてリラックスさせる

3 なるべく両脚をそろえた状態で、腰を左右にゆっくりとひねる。これを20往復行う

下半身トラブル改善だけでなく、ダイエット効果も！

▼悩み「O脚、X脚」を改善したい！「足首と太もも」を細くしたい！

脚がゆがんでO脚やX脚になるとスタイルが大きく崩れて、見た目にも損をします。また足首と太ももを細くしたいと思っている人は多いと思います。

今回は、それを改善する方法をお伝えします。

まずは、**「プラスアルファ・テクニック2　膝まわし」**を重点的に行ってみましょう。

そして、

- **つま先立ちトレーニング**
- **足首パタパタトレーニング**

この2つのトレーニングを合わせて、繰り返しやってみてください。

「ゆがみの解消」と「ダイエットの効果」を同時に得ることができます。

プラスアルファ・テクニック2●膝まわし

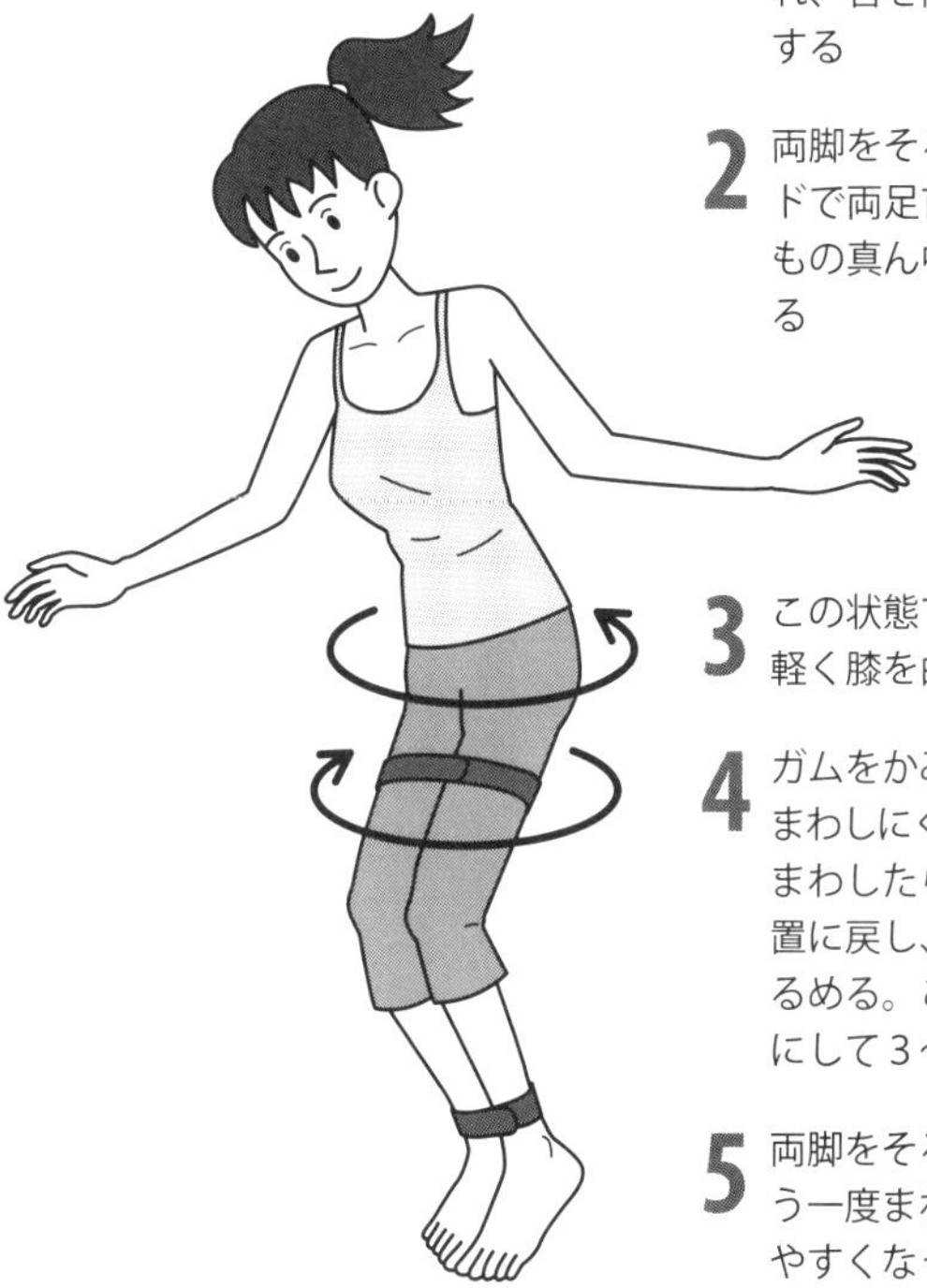

1 無糖ガムを普段かんでいないアゴのほうへ3個入れ、唇を閉じ、鼻呼吸をする

2 両脚をそろえ、ゴムバンドで両足首の上と、太もも の真ん中あたりをしばる

3 この状態でまっすぐ立ち、軽く膝を曲げる

4 ガムをかみつぶしながら、まわしにくいほうに10回まわしたら、足を元の位置に戻し、アゴの力をゆるめる。これを1セットにして3〜5セット行う

5 両脚をそろえた状態でもう一度まわして、まわしやすくなっていることを確認する

Point 「右片がみSタイプ」の人は左にまわす
「左片がみSタイプ」の人は右にまわす

つま先立ちトレーニング

ゴムバンドで両脚をしばった状態でつま先立ちをすることで、脚や体幹部の筋肉が鍛えられ、下半身のダイエット効果があります。ぽっこりお腹やO脚の気になる人、太ももやふくらはぎを細くしたい人などにとくにおすすめです。

うまくできないという人は、慣れるまでテーブルや壁に手をつき、軽くカラダを支えても構いません。

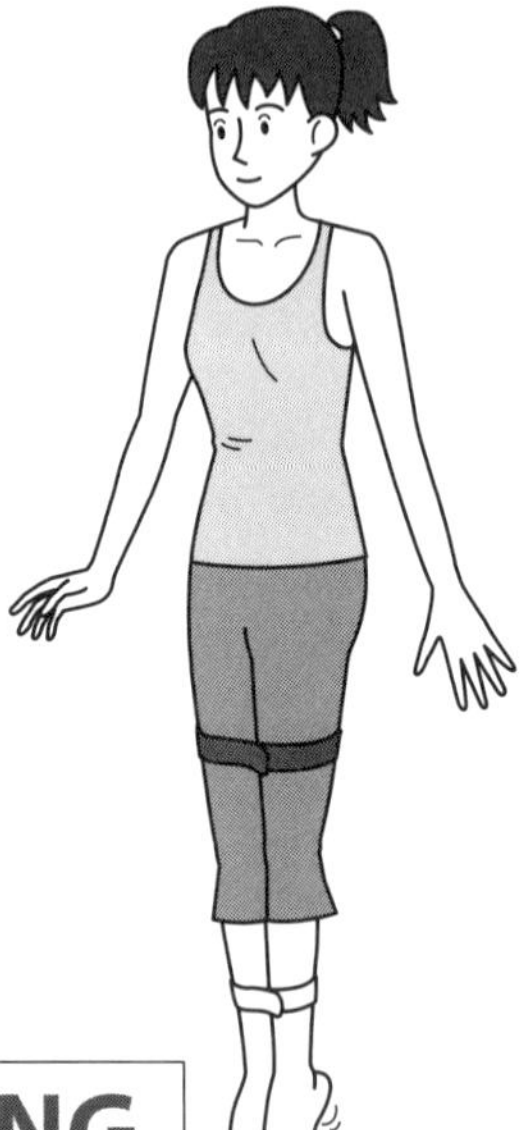

1 両脚をそろえ、ゴムバンドで足首の上と太ももの真ん中あたりをしばる

2 かかとをつけてまっすぐ立ち、つま先を少し開く。ふくらはぎの筋肉を内旋させて、左右のふくらはぎの後ろ側をくっつける

3 2の状態をキープしたまま、親指と人差し指の2本に体重をかけて、つま先立ちをする。このとき、左右のふくらはぎが離れないよう注意

4 つま先立ちを10秒間したら、一度かかとをおろす。10回を1セットにして3～5セット行う

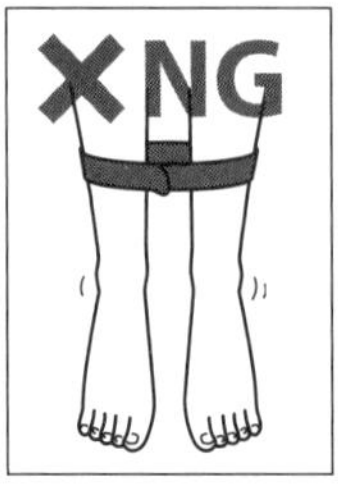

足首パタパタトレーニング

骨盤と股関節のゆがみを整えるエクササイズです。腰痛や股関節痛、膝や足首の痛みなど、下半身のトラブルを改善するのに有効です。これもゴムバンドやヒモなどを使いましょう。

足首をしばっておかないと、両脚を均等に動かせません。また、股関節をしばることで矯正効果が上がります。

1 両脚をそろえ、足先が左右どちらかに倒れていないかを確認したら、ゴムバンドで両足首の上と、股関節の下あたりをしばる

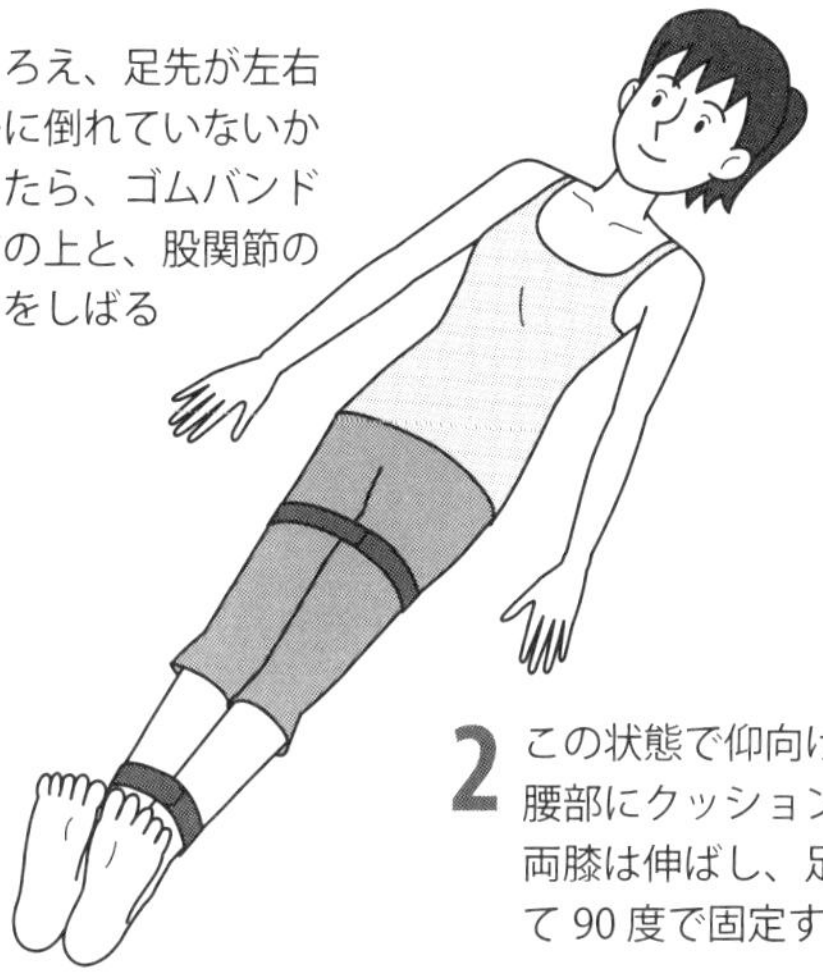

2 この状態で仰向けに寝て、腰部にクッションを当てる。両膝は伸ばし、足首を立てて 90 度で固定する

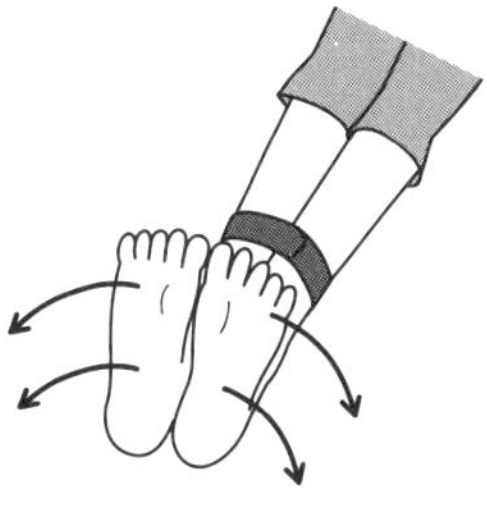

3 両足首をそろえたまま、足首から先を右にゆっくりと倒す。一度元に戻し、今度は左にゆっくりと倒す

4 倒しにくいほうに、パタパタと強めに倒す。10 回を１セットにして、２セット行う

ゆがみを整え、下半身トラブルを改善

▼悩み「外反母趾」をなんとかしたい！

外反母趾はハイヒールが原因とよくいわれますが、違います。もし、靴が原因なら、両足とも外反母趾になりますが、たいてい左右で症状が違います。

主な原因は、実はカラダのゆがみ、つまりアゴのゆがみです。カラダのゆがみが原因で左右の足の荷重が異なると、足の形も変わります。荷重がかかっているほうの足は縦長になり、かかっていないほうの足は横広になって、形やサイズが左右で異なってくるのです。

従って、外反母趾を改善するには、基本テクニックを行ってアゴのゆがみを矯正しながら、下半身のゆがみを整えるのがもっとも効果が高く、即効性があります。

この外反母趾については図のエクササイズ紹介は省きますが、必要な人のみ以下のセットメニューを繰り返しやってみてください。

まずは、基本テクニックの1〜5を行います。

・基本テクニック1　ガムかみエクササイズ

・基本テクニック2-1　アゴのグリグリ骨マッサージ
・基本テクニック2-2　首と鎖骨のグリグリ骨マッサージ
・基本テクニック3　舌突き出しエクササイズ
・基本テクニック4　肩すぼめ呼吸エクササイズ
・基本テクニック5　寝てバンザイ呼吸エクササイズ

この1〜5で、アゴのゆがみを解消します。そして次は、下半身のゆがみの解消です。
まずは、「**プラスアルファ・テクニック2　膝まわし**」を行いましょう。
最後に、

・**つま先立ちトレーニング**
・**片足立ちトレーニング**

これで外反母趾が改善されていきます。

効果万全オールメニュー

・偏頭痛・首こり・肩こり・不眠
・イライラ・肌あれ・目の疲れ
・なんとなくだるい・うつっぽい
・アトピー性皮膚炎・アレルギー性鼻炎
・逆流性食道炎・高血圧・動悸・いびき
・更年期障害・睡眠時無呼吸症候群

これらの症状はすべて、自律神経、ホルモン、血流、血中酸素濃度が関与しています。

そして、それらの機能が低下する原因として、カラダのゆがみが大きく関係しています。

次ページで紹介する改善メニューをやってみてください。アゴのゆがみを矯正する基本テクニックを中心に、骨盤・股関節を矯正するプラスアルファ・テクニックや追加テクニックを組み合わせて行うことで、症状はみるみる軽減します。

改善メニュー

基本テクニック1　ガムかみエクササイズ
基本テクニック2－1　アゴのグリグリ骨マッサージ
基本テクニック2－2　首と鎖骨のグリグリ骨マッサージ
基本テクニック3　舌突き出しエクササイズ
基本テクニック4　肩すぼめ呼吸エクササイズ
基本テクニック5　寝てバンザイ呼吸エクササイズ
＋
プラスアルファ・テクニック1　ウエストひねり
プラスアルファ・テクニック2　膝まわし
＋
追加テクニック2　つま先立ちトレーニング
追加テクニック5　片足立ちトレーニング

基本テクニック1● ガムかみエクササイズ

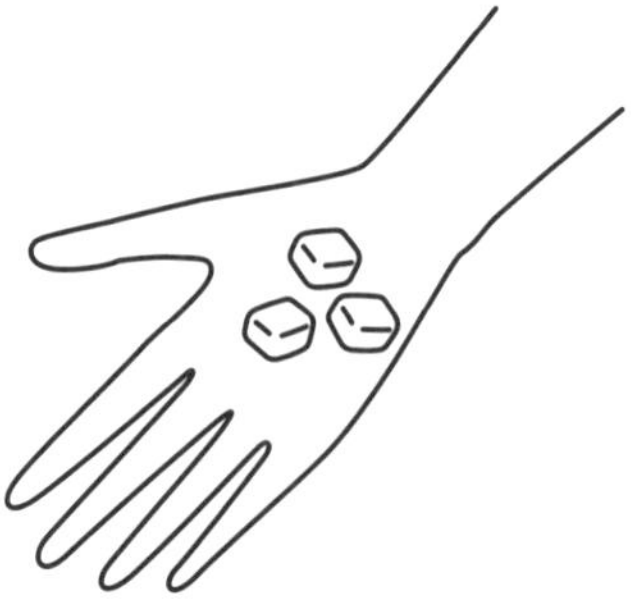

1 市販の虫歯にならない甘味料（キシリトールやエリスリトールなど）を使ったガムを用意する。板状のものより粒状のものがおすすめ

2 ガムを普段かんでいないアゴのほうへ、3個入れる

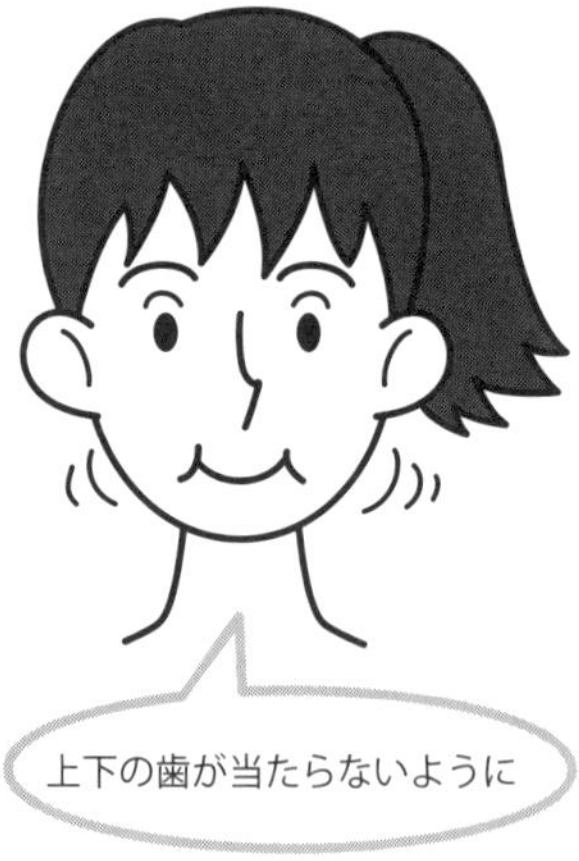

3 唇を閉じ、鼻で呼吸をしながら、ガムをゆっくりとかみつぶす。かんだときに上下の歯が当たらないよう、ガムをゆっくりと押しつぶすようなイメージで行うのがポイント。1回にかむ時間は20～30分を目安に

4 1～3の要領で、1日に3～4回行う

20～30分
×
1日3～4回

基本テクニック 2-1● アゴのグリグリ骨マッサージ

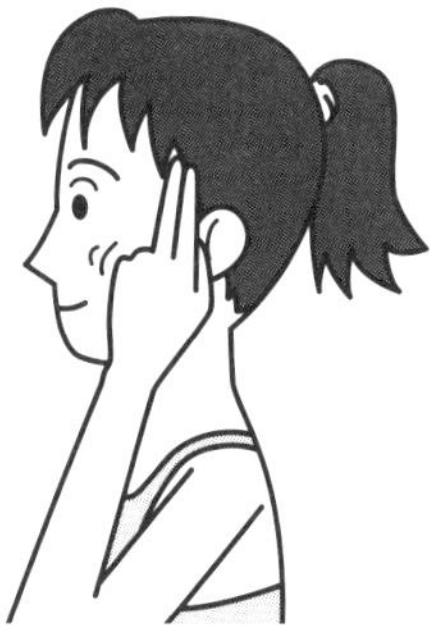

1 左右のこめかみの指１本分だけ後ろ横あたりの骨（口を開閉して筋肉の動きを感じるところが目安）を、それぞれ左右の人差し指と中指の２本で軽く押さえ、指を前後に小さく動かしながらグリグリとマッサージする

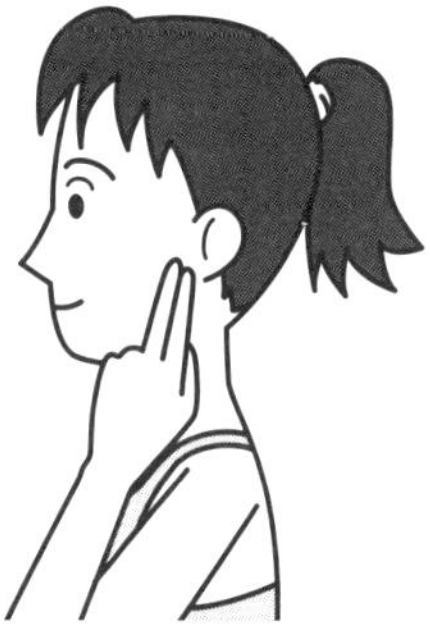

2 １の位置から、筋肉に沿って耳の前を通りながら、アゴの付け根あたりまでグリグリとマッサージをする

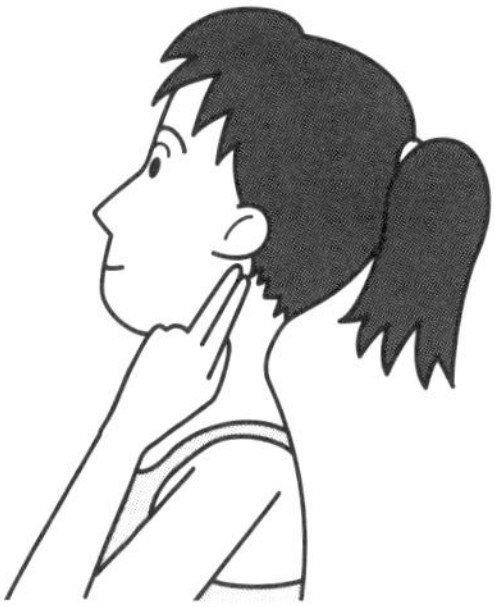

3 １、２の一連のマッサージを５〜10 回行う。同じ要領で、耳たぶの真下のアゴの付け根を、２本の指でグリグリとマッサージする

基本テクニック 2-2 ● 首と鎖骨のグリグリ骨マッサージ

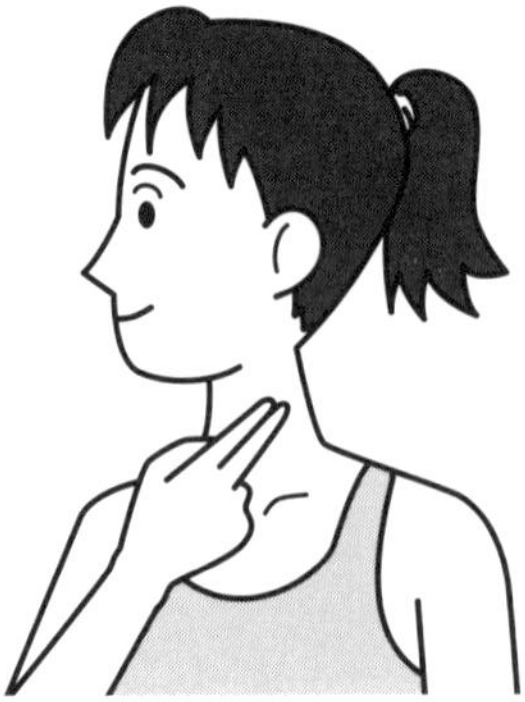

1 首を右に倒し、左の耳たぶの後ろのアゴの付け根に、右手の人差し指と中指の２本を当てる

2 １の位置から、カラダ中心側の鎖骨の端へと斜めに走っている胸鎖乳突筋に沿って、鎖骨周辺の骨を、グリグリとゆっくりマッサージしていく

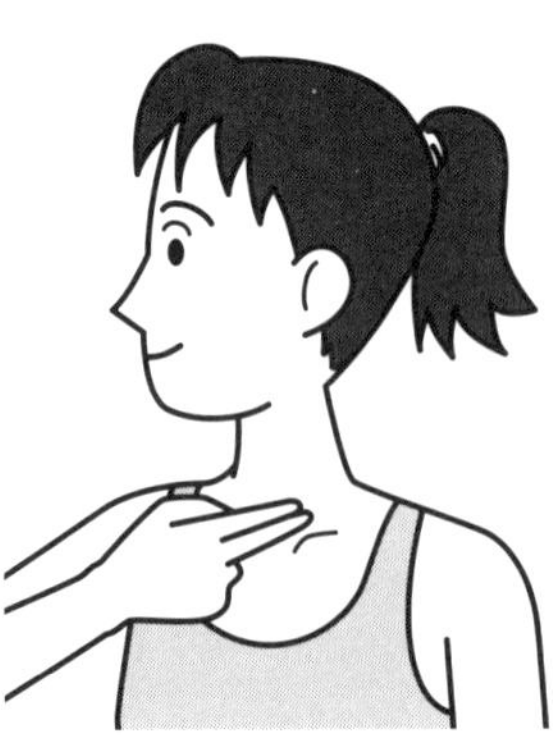

3 ２を 10 回行ったら、今度は首を左に倒して、反対側を同じ要領でマッサージする

基本テクニック3● 舌突き出しエクササイズ

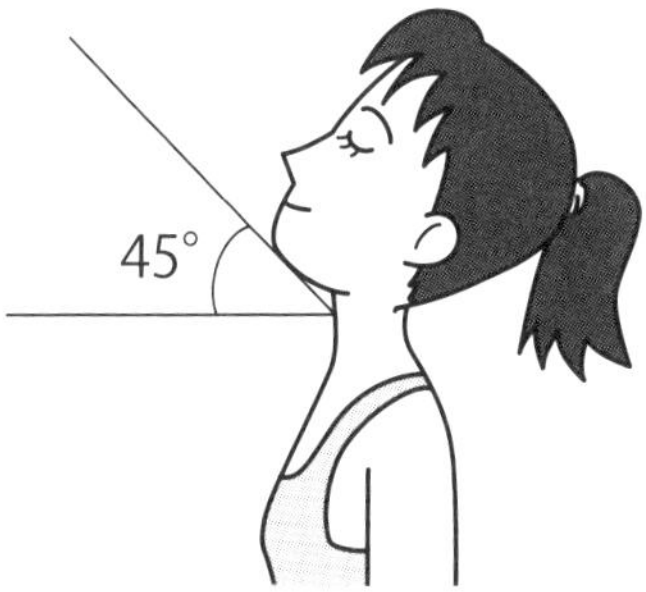

1 斜め上（45度ぐらい）を向き、口を閉じたまま下アゴを前に突き出す

2 そのまま下アゴを開いて、舌を前に突き出す。その状態で10秒キープしたら、舌と下アゴをゆっくりと元の位置に戻す

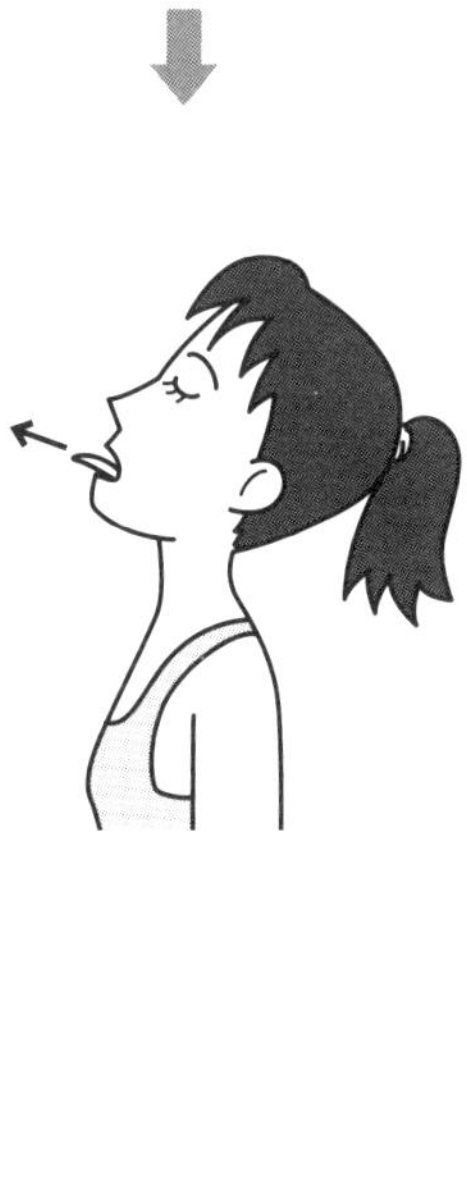

3 1と2の一連の動きを10回繰り返したら、顔を正面に戻してリラックス。このとき上下の歯と歯が当たっていないかを確認

※1～3を1セットにして、2回行う

基本テクニック4● 肩すぼめ呼吸エクササイズ

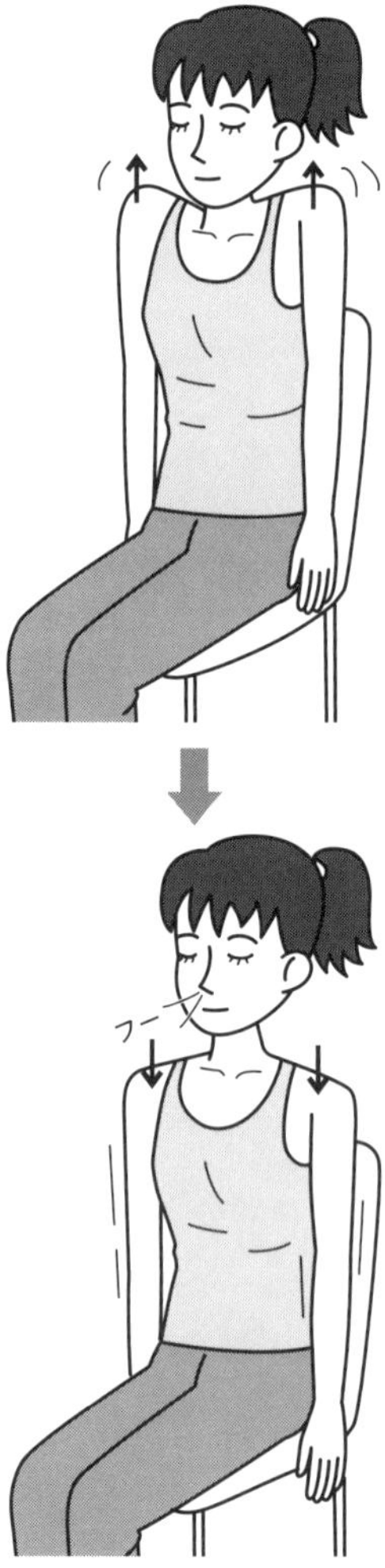

1 背筋を軽く伸ばして、椅子に座る

2 軽く口を閉じ、鼻から息を吸って、胸を大きくふくらませる。この状態で息を止め、肩をぐっと引き上げてすぼめ、10秒間キープする

3 ゆっくりと鼻から息を吐きながら、肩をおろす。息を完全に吐き切ったら、一連の動作を5回繰り返す

基本テクニック5●寝てバンザイ呼吸エクササイズ

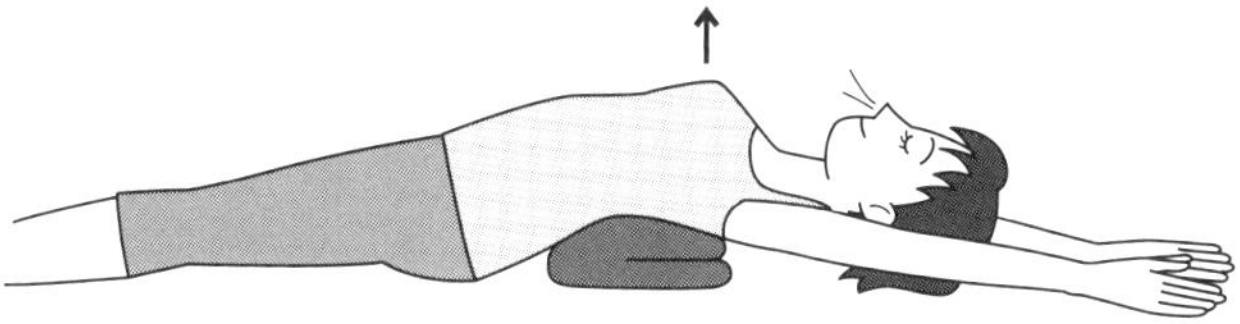

1 仰向けに寝て、胸の下にクッションを入れる（クッションは痛くないぐらいの高さ）。両腕をまっすぐ上に上げて、バンザイの状態になる

2 鼻から息を吸って、胸を大きくふくらませる。肋骨を上に引き上げるようなイメージで行う

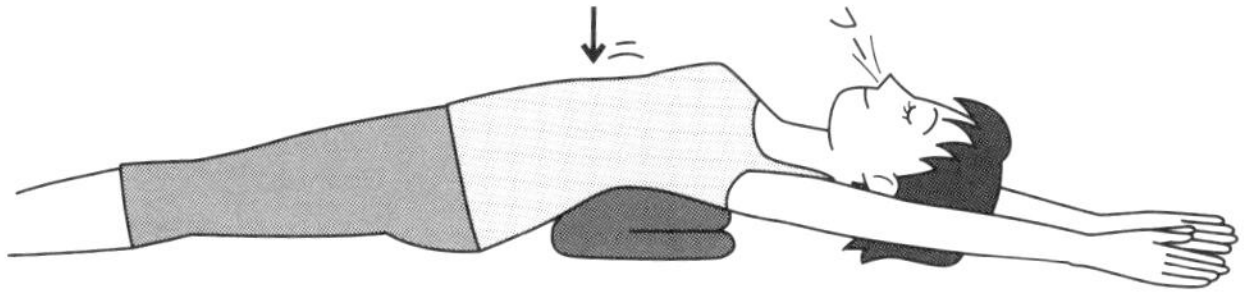

3 次に鼻からゆっくりと息を吐く。お腹がぺたんこになるまで、しっかり息を吐き切る。この一連の動作を 10 回繰り返す

プラスアルファ・テクニック1● ウエストひねり

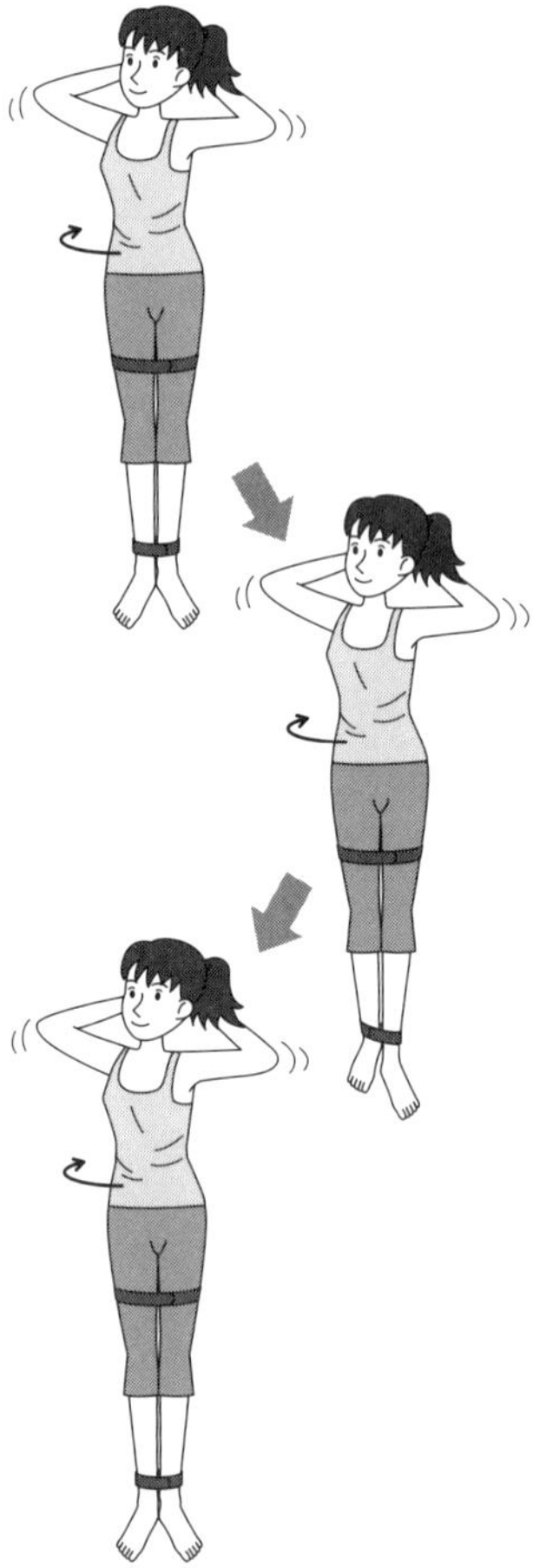

1 無糖ガムを普段かんでいないアゴのほうへ3個入れる（ゆっくり鼻で呼吸する）。ゴムバンドで両足首の上と、太ももの真ん中あたりをしばる。この状態でまっすぐ立ち、頭の後ろで両手を組む。肘が耳の後ろに来るよう胸をしっかりと開く

2 ひねりにくいほうの足を、一歩後ろに引き、後ろに引いた足の親指と人差し指の付け根に体重をかけながら、上半身をひねりにくいほうにゆっくりとひねる

3 ひねりながら、ガムをゆっくりとかみつぶし、元に戻しながら、アゴの力をゆるめる

4 10回繰り返したら、足を元の位置に戻す。これを1セットにして3～5セット行う。両脚をそろえた状態でもう一度ひねり、ひねりやすくなっていることを確認する

Point 「右片がみSタイプ」の人は、左足を引き、左にひねる
「左片がみSタイプ」の人は、右足を引き、右にひねる

プラスアルファ・テクニック2●膝まわし

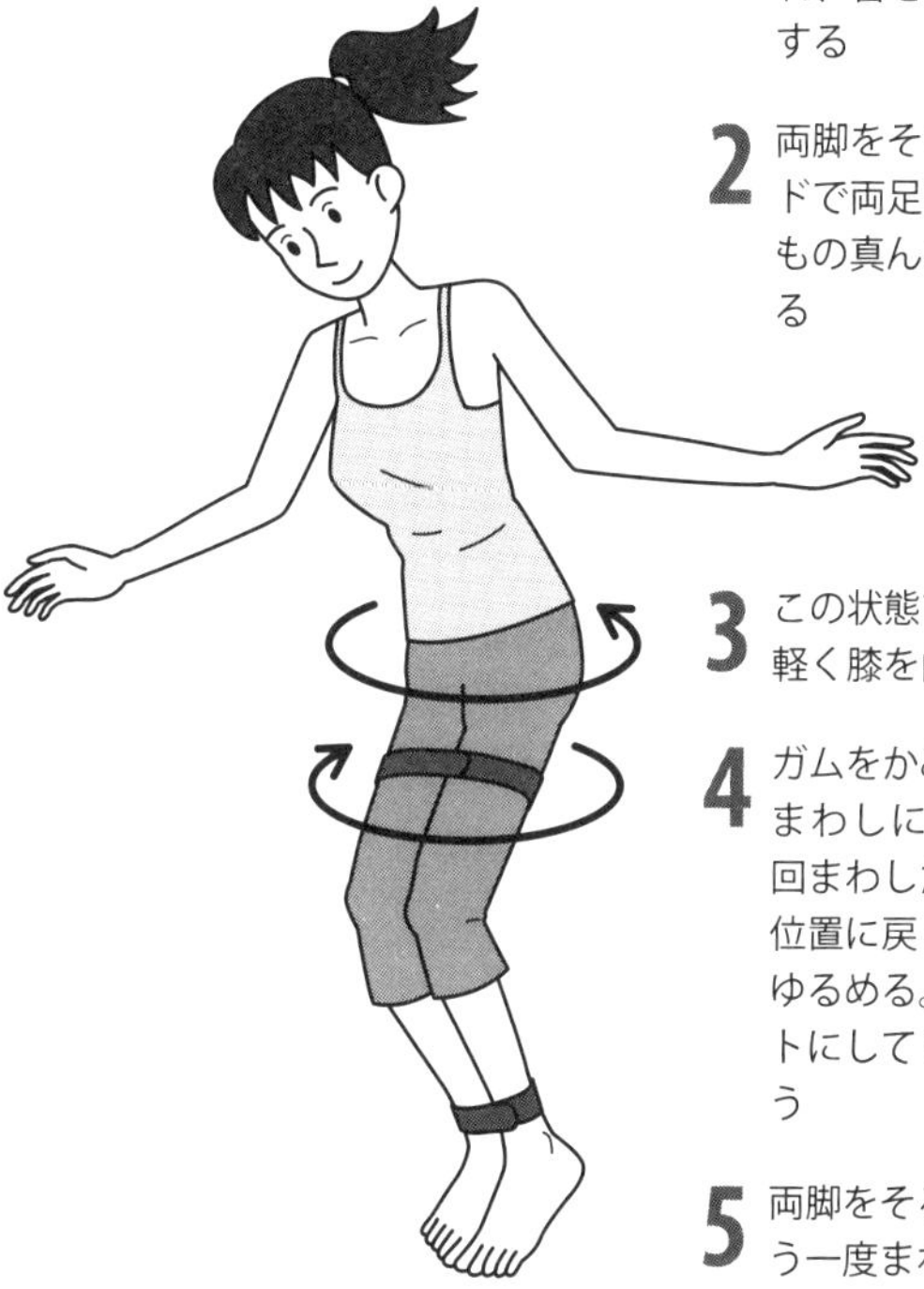

1 無糖ガムを普段かんでいないアゴのほうへ3個入れ、唇を閉じ、鼻呼吸をする

2 両脚をそろえ、ゴムバンドで両足首の上と、太もも真ん中あたりをしばる

3 この状態でまっすぐ立ち、軽く膝を曲げる

4 ガムをかみつぶしながら、まわしにくいほうに10回まわしたら、足を元の位置に戻し、アゴの力をゆるめる。これを1セットにして3～5セット行う

5 両脚をそろえた状態でもう一度まわして、まわしやすくなっていることを確認する

Point 「右片がみSタイプ」の人は左にまわす
「左片がみSタイプ」の人は右にまわす

つま先立ちトレーニング

ゴムバンドで両脚をしばった状態でつま先立ちをすることで、脚や体幹部の筋肉が鍛えられ、下半身のダイエット効果があります。ぽっこりお腹やＯ脚の気になる人、太ももやふくらはぎを細くしたい人などにとくにおすすめです。

うまくできないという人は、慣れるまでテーブルや壁に手をつき、軽くカラダを支えても構いません。

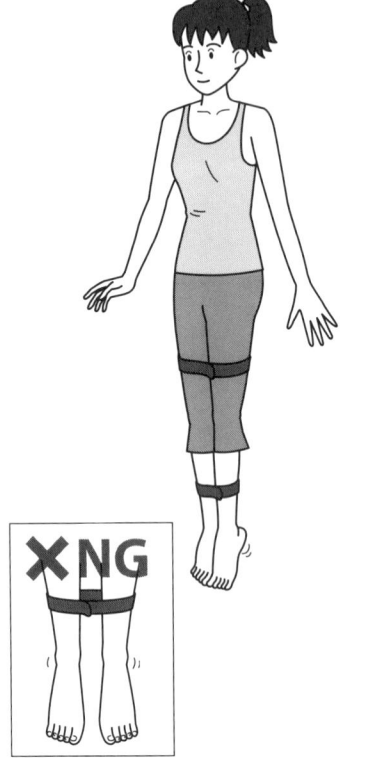

1 両脚をそろえ、ゴムバンドで足首の上と太ももの真ん中あたりをしばる

2 かかとをつけてまっすぐ立ち、つま先を少し開く。ふくらはぎの筋肉を内旋させて、左右のふくらはぎの後ろ側をくっつける

3 ２の状態をキープしたまま、親指と人差し指の２本に体重をかけて、つま先立ちをする。このとき、左右のふくらはぎが離れないよう注意

4 つま先立ちを 10 秒間したら、一度かかとをおろす。10 回を 1 セットにして 3～5セット行う

片足立ちトレーニング

片足立ちをやりにくいほうの脚で、片足立ちのままスクワットをすることで、骨盤、股関節、脚のゆがみを矯正して、姿勢をよくします。膝は垂直まで曲げるのが理想ですが、バランスをとりにくい人は、膝を低くすると安定します。慣れるまでは、つま先を軽く地面につけた状態でも構いません。慣れてきたら少しずつ膝を持ち上げていきましょう。

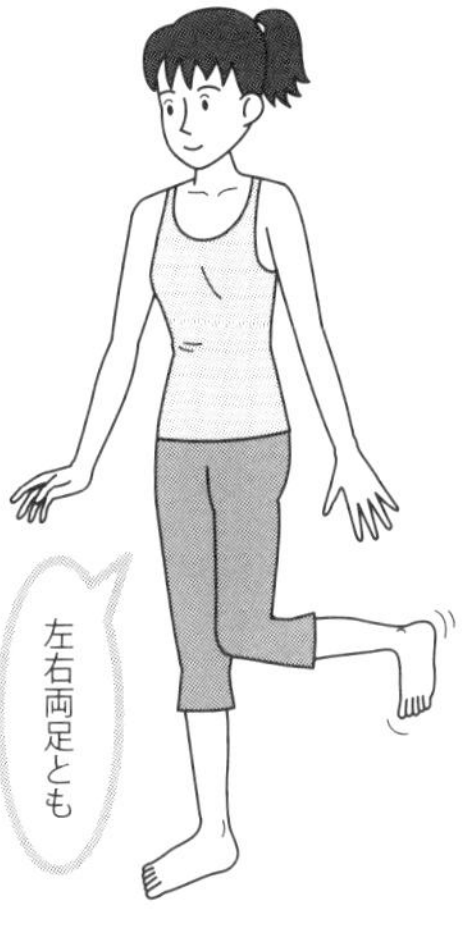

1 両脚をそろえてまっすぐ立ち、片方の膝を軽く曲げて片足で立ち、そのまま 10 秒間ほどバランスをとる。脚をかえて同じ動作を行う

2 次に、太ももの真ん中あたりをゴムバンドでしばり、バランスをとりにくいほうの脚で片足立ちをする。このとき、軸足の膝はぐっとまっすぐ伸ばし、股関節で上半身を支えていることを意識する

3 2の状態を意識しながら、軸足を軽く曲げ伸ばしてスクワットをする

4 10 回を 1 セットにして、3 ～ 5 セット行う

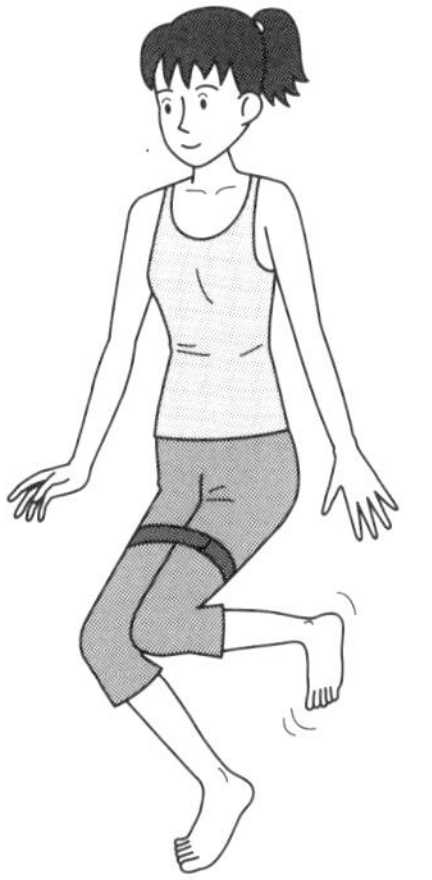

誰でもできる冷却療法

頭痛、不眠、目の疲れ、高血圧、低血圧、アトピー性皮膚炎、鼻炎、胃腸の機能低下。

これらの症状には、冷却療法も効果があります。

近年、「カラダを温めると免疫力が高まり、さまざまな症状が改善されて元気になる」と、カラダを温める健康法が注目されています。しかし、カラダを温めることで、本当にすべての症状が改善されるのでしょうか。

たとえば、足が冷えてなかなか寝つけない人が、靴下をはいて寝たら、よく眠れたとしましょう。確かに、「頭寒足熱」といって、足を温めると全身が温まって健康にいいのは本当です。ですが、その人が、翌年には靴下を2枚重ねてはくようになったとしたらどうでしょう。冷え症は改善されるより、むしろ悪化しているのではないでしょうか。

人間のカラダには、ホメオスタシス（恒常性維持機能）といって、寒ければ自らを温めようとする機能が備わっています。真冬も真夏も体温がほとんど変わらないのは、この機能のおかげです。外からカラダを温めるより、まずは自ら持っているカラダを温めようとする機能を活性化することこそ、本当の健康につながります。

▼冷却療法1　冷水シャワー浴

ホメオスタシスを主に担っているのは、自律神経です。自律神経による体温調整の働きをよくする、簡単な方法をお教えしましょう。それは、**お風呂から上がるときに冷水のシャワーを浴びること**です。私も毎日行っています。

はじめは、太ももから下だけにさっと10秒ほど冷水シャワーを当てるだけで構いません。慣れてきたら、顔や首のあたりから全身に浴びてみましょう。実は、熱い湯と冷たい水がカラダに与える影響はほぼ同じで、冷たい水を浴びることで自律神経が安定し、カラダの深部の血流がよくなります。また、入浴でカラダがよく温まったあとに冷水を浴びることで、心臓と血管の鍛錬にもなります。その結果、冷え症の改善はもちろん、不眠やむくみ、眼精疲労、高血圧、低血圧、アトピー性皮膚炎、鼻炎、胃腸の機能低下などにも効果があります。

冷却療法１●冷水シャワー

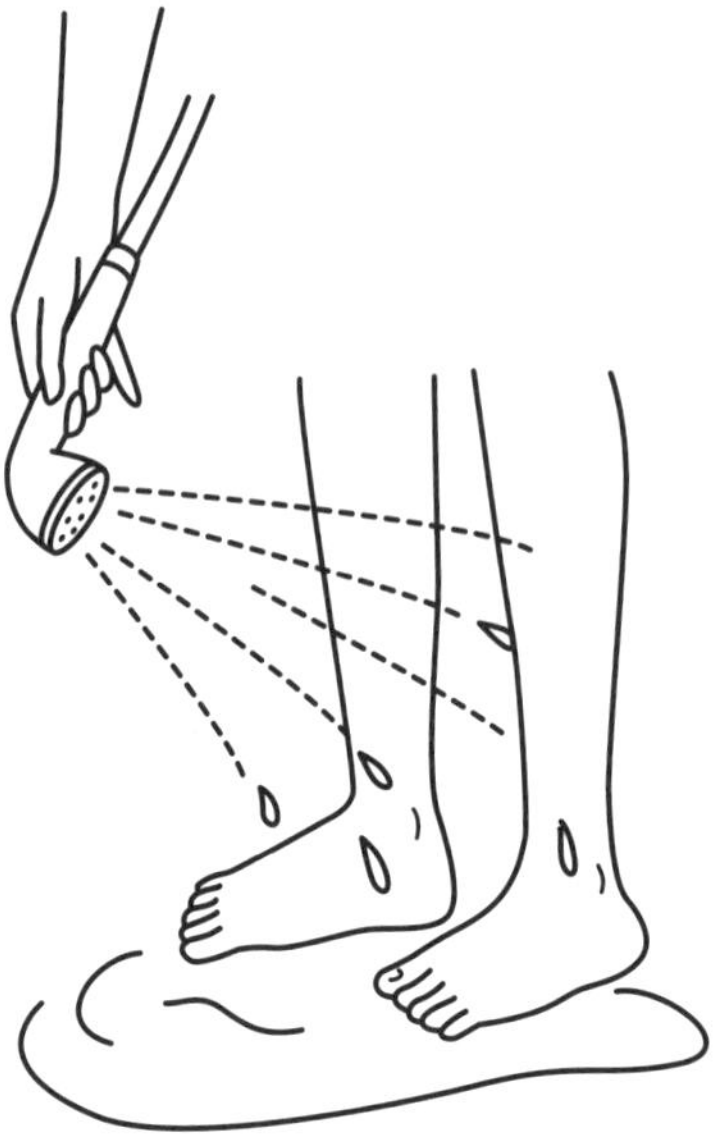

1 好みの湯温でお風呂に入り、十分にカラダを温める

2 お風呂から上がる前に、冷たいシャワーを 10 秒間浴びる。はじめは太ももから下だけに、慣れてきたら顔や首のあたりから全身にさっと浴びる

冷え性、むくみ、血行不良などに効果的！

▼冷却療法２　クールダウン

溢れる情報や加速する電子機器の発達、複雑な人間関係など、何かとストレスの多い現代を生きる私たちの脳はオーバーヒート気味になっています。

寝る前や時間に余裕のあるときに、頭部を冷やして脳をクールダウンさせましょう。

頭がスッキリすると同時に、副交感神経が優位になって、心身がリラックスします。頭痛やイライラがおさまり、目の疲れも癒されて、夜よく眠れるようになります。また、気分がリフレッシュするので、オンとオフを上手に切り換えるのにも有効です。

なお、頭部だけでなく胃や腸、肝臓を冷却することも体調改善につながります。

「食欲不振でなんとなく調子が悪い」「カラダがだるく重い」というときに、試してみてください。

冷却療法2 ● クールダウン

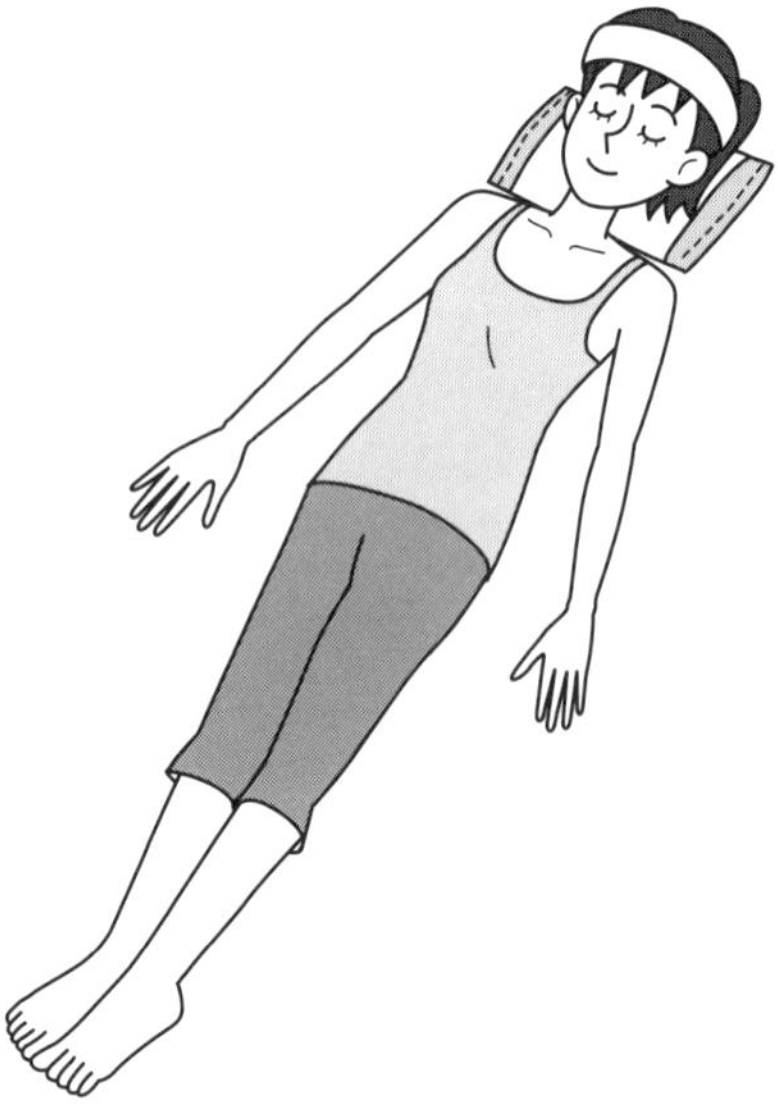

1 氷枕（水と氷1対1）と、タオル1枚、保冷剤を3個用意する

2 広げたタオルに保冷剤を3個横一列に並べて、くるりと包み、はちまき状にする

3 仰向けになって、頭の下に氷枕を敷き、目の上から額、さらに側頭部までを覆うように保冷剤の入ったはちまきを当てる

4 3の状態で軽く目を閉じ、20分ほどゆっくりと鼻呼吸をしてリラックス

頭がスッキリ！ 心身ともにリラックスできる！

▼悩み「むくみ」「冷え症」を解消したい！

むくみも冷え症も血行をよくしてカラダを温めることが大切です。先ほど紹介した冷却療法で自律神経の働きを活性化し、衰えている体温調整機能や血流を改善しましょう。

まずは、

・足首パタパタトレーニング
・腰ひねりトレーニング

を行いましょう。そのあと**「冷却療法1　冷水シャワー浴」「冷却療法2　クールダウン」**で体質改善していきましょう。

女性にとってはむくみや冷え性は、大きい問題のはずです。すぐに効果を実感できると思いますので、ぜひやってみてください。

▼悩み「いびき」「睡眠時無呼吸症候群」「気管支ぜんそく」をなんとかしたい！

「いびき」「睡眠時無呼吸症候群」「気管支ぜんそく」といった、呼吸器系の悩みについてはいずれも、アゴの関節、頸椎、鎖骨、肋骨のゆがみと口呼吸が原因と考えられます。

・基本テクニック1　ガムかみエクササイズ
・基本テクニック2-1　アゴのグリグリ骨マッサージ
・基本テクニック2-2　首と鎖骨のグリグリ骨マッサージ
・基本テクニック3　舌突き出しエクササイズ
・基本テクニック4　肩すぼめ呼吸エクササイズ
・基本テクニック5　寝てバンザイ呼吸エクササイズ

をベースにして、さらに、**「ガムかみ鼻呼吸ウォーキング」**を行ってください。やり方や詳細は後述しますので、そのまま読み進めてください。

基本テクニック1● ガムかみエクササイズ

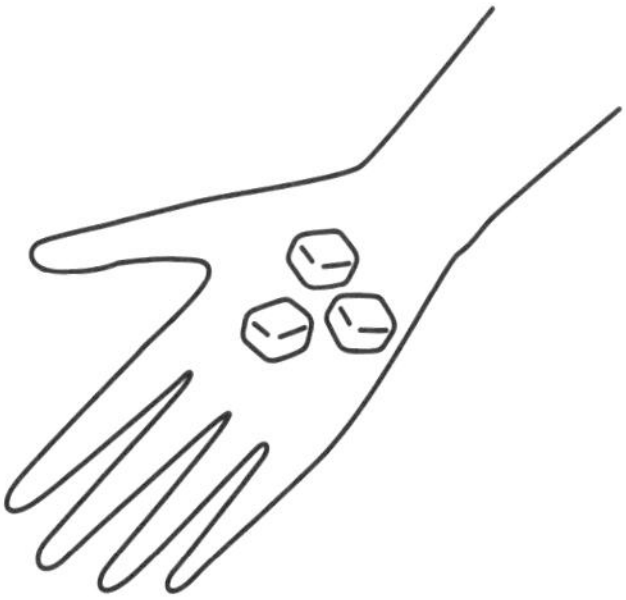

1 市販の虫歯にならない甘味料（キシリトールやエリスリトールなど）を使ったガムを用意する。板状のものより粒状のものがおすすめ

2 ガムを普段かんでいないアゴのほうへ、3個入れる

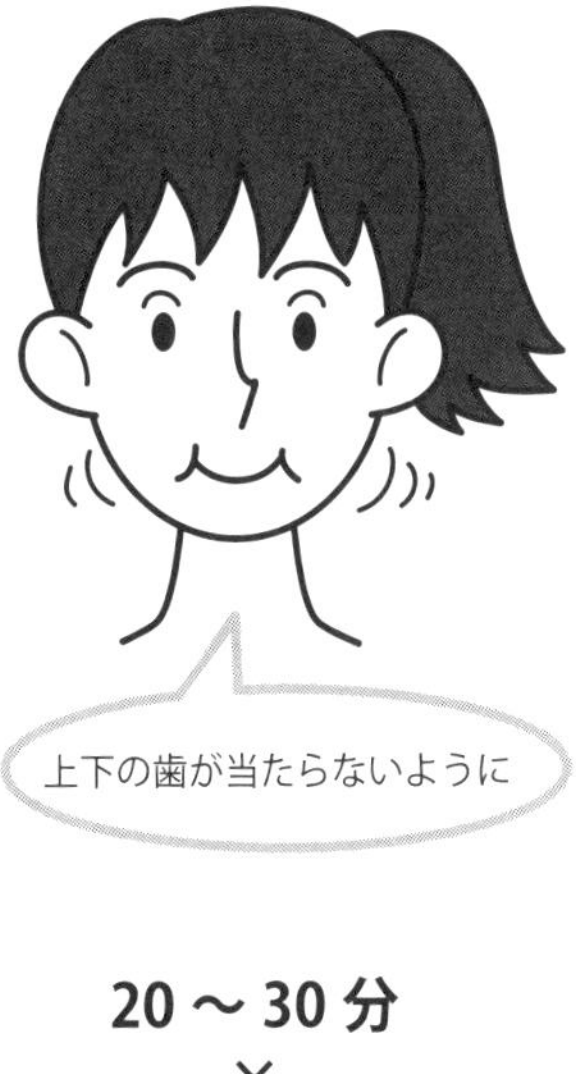

3 唇を閉じ、鼻で呼吸をしながら、ガムをゆっくりとかみつぶす。かんだときに上下の歯が当たらないよう、ガムをゆっくりと押しつぶすようなイメージで行うのがポイント。1回にかむ時間は20～30分を目安に

4 1～3の要領で、1日に3～4回行う

20～30分
×
1日3～4回

基本テクニック 2-1 ● アゴのグリグリ骨マッサージ

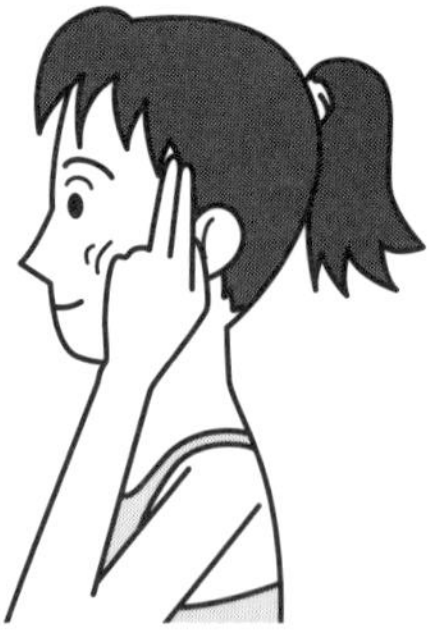

1 左右のこめかみの指１本分だけ後ろ横あたりの骨（口を開閉して筋肉の動きを感じるところが目安）を、それぞれ左右の人差し指と中指の２本で軽く押さえ、指を前後に小さく動かしながらグリグリとマッサージする

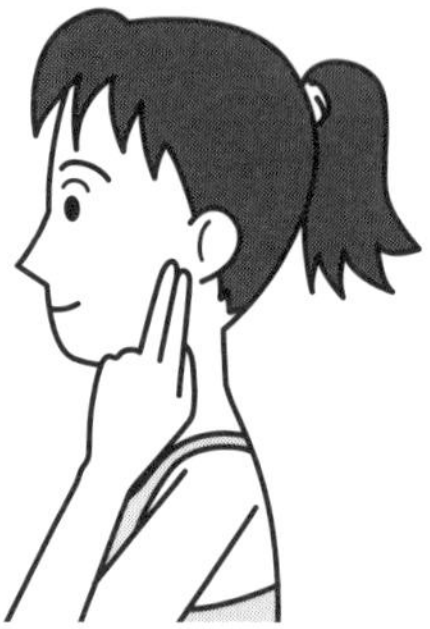

2 １の位置から、筋肉に沿って耳の前を通りながら、アゴの付け根あたりまでグリグリとマッサージをする

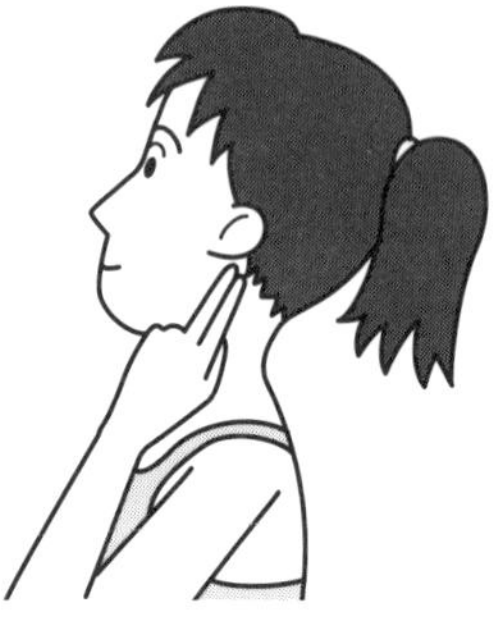

3 １、２の一連のマッサージを５〜10 回行う。同じ要領で、耳たぶの真下のアゴの付け根を、２本の指でグリグリとマッサージする

基本テクニック 2-2 ● 首と鎖骨のグリグリ骨マッサージ

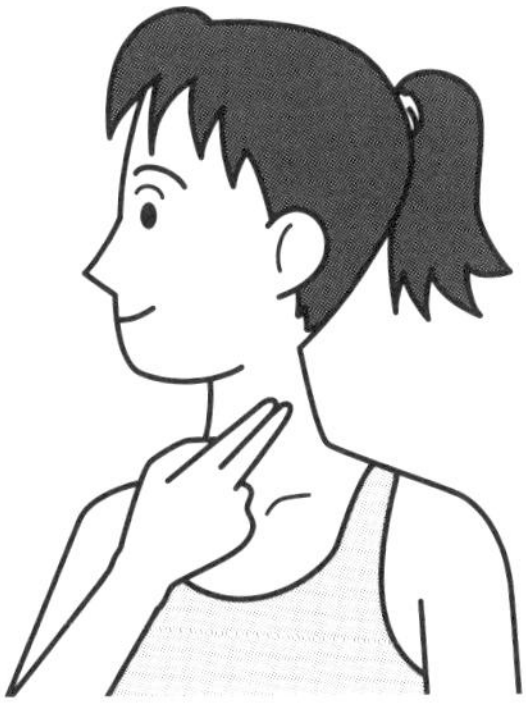

1 首を右に倒し、左の耳たぶの後ろのアゴの付け根に、右手の人差し指と中指の２本を当てる

2 １の位置から、カラダ中心側の鎖骨の端へと斜めに走っている胸鎖乳突筋に沿って、鎖骨周辺の骨を、グリグリとゆっくりマッサージしていく

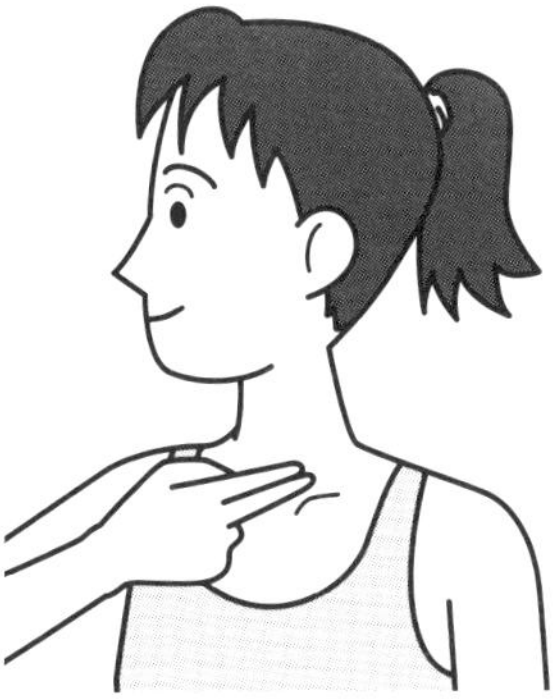

3 ２を 10 回行ったら、今度は首を左に倒して、反対側を同じ要領でマッサージする

基本テクニック３●舌突き出しエクササイズ

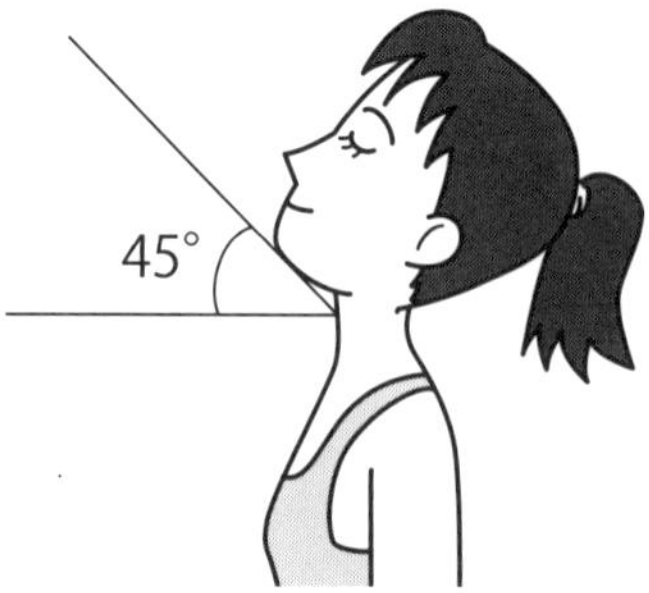

1 斜め上（45 度ぐらい）を向き、口を閉じたまま下アゴを前に突き出す

2 そのまま下アゴを開いて、舌を前に突き出す。その状態で 10 秒キープしたら、舌と下アゴをゆっくりと元の位置に戻す

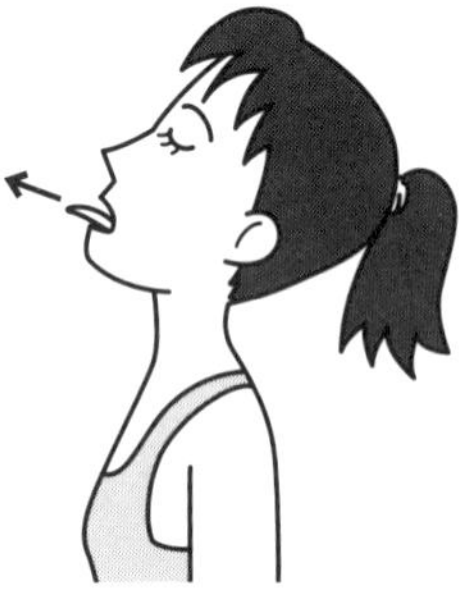

3 １と２の一連の動きを 10 回繰り返したら、顔を正面に戻してリラックス。このとき上下の歯と歯が当たっていないかを確認

※１～３を１セットにして、２回行う

基本テクニック４●肩すぼめ呼吸エクササイズ

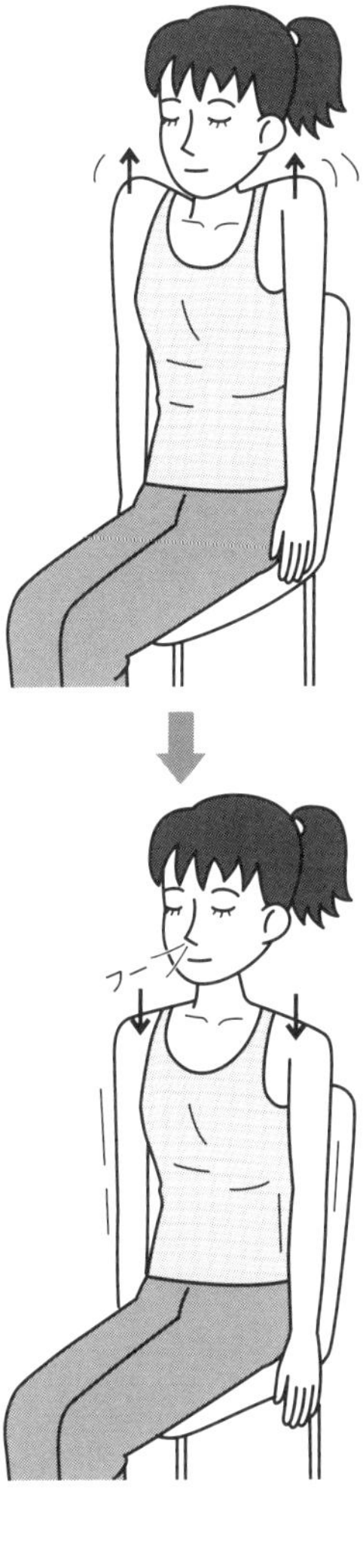

1 背筋を軽く伸ばして、椅子に座る

2 軽く口を閉じ、鼻から息を吸って、胸を大きくふくらませる。この状態で息を止め、肩をぐっと引き上げてすぼめ、10秒間キープする

3 ゆっくりと鼻から息を吐きながら、肩をおろす。息を完全に吐き切ったら、一連の動作を５回繰り返す

基本テクニック5●寝てバンザイ呼吸エクササイズ

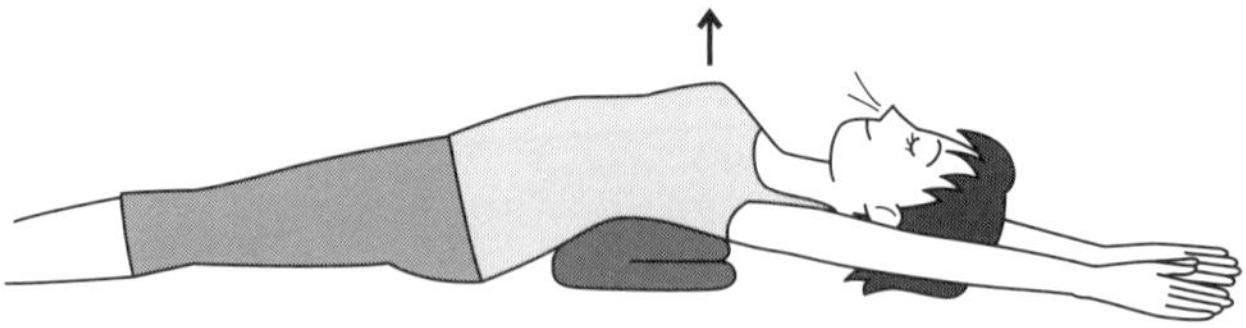

1 仰向けに寝て、胸の下にクッションを入れる（クッションは痛くないぐらいの高さ）。両腕をまっすぐ上に上げて、バンザイの状態になる

2 鼻から息を吸って、胸を大きくふくらませる。肋骨を上に引き上げるようなイメージで行う

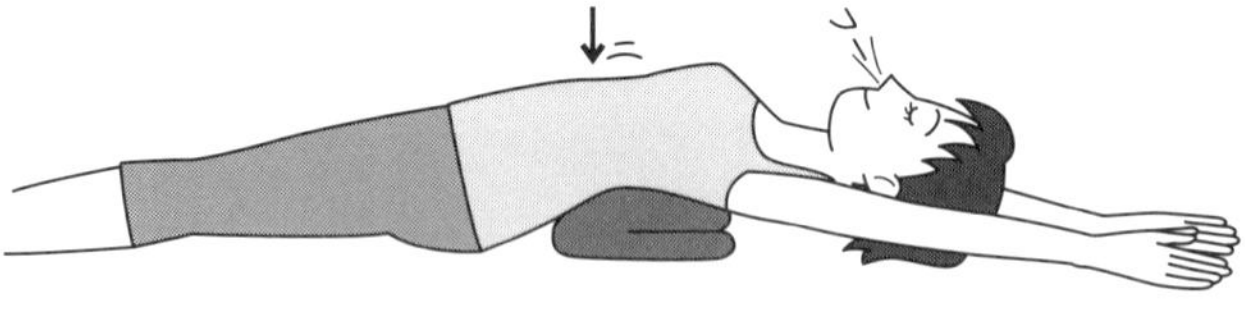

3 次に鼻からゆっくりと息を吐く。お腹がぺたんこになるまで、しっかり息を吐き切る。この一連の動作を10回繰り返す

▼ガムかみ鼻呼吸ウォーキング

第4章で「正しい姿勢で歩けば代謝が上がって、ボディラインも引き締まる」というお話をしました。ここでは、歩きながら、アゴの矯正をして正しい鼻呼吸を身につけ、スラリとしたスタイルとともに、端整な美しい顔も手に入れることのできる全身美人エクササイズをご紹介します。

ポイントは、**ガムをかみながら鼻呼吸で歩く**こと。

歩くだけで全身の骨格が矯正されて筋肉がバランスよく整い、呼吸もらくになって血流がアップ。全身がみるみるキレイになります。

また、足の接地は難しく考えなくて構いませんが、**蹴り出すときに、親指と人差し指の二本で地面を強く蹴ることを意識**してください。足指が強化されて足のケガが減り、速く走れるようになります。さらに、重心が体の中心に集まるようになってインナーマッスルが鍛えられ、お腹や太ももなど下半身のダイエットにもつながります。

なお、このエクササイズは、すべての悩みに有効です。

ガムかみ鼻呼吸ウォーキング

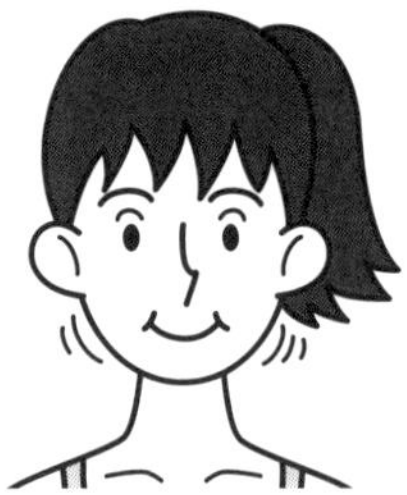

1 無糖のガム３個を口に入れ、軽く唇を閉じ、普段かまない側でゆっくりとかむ

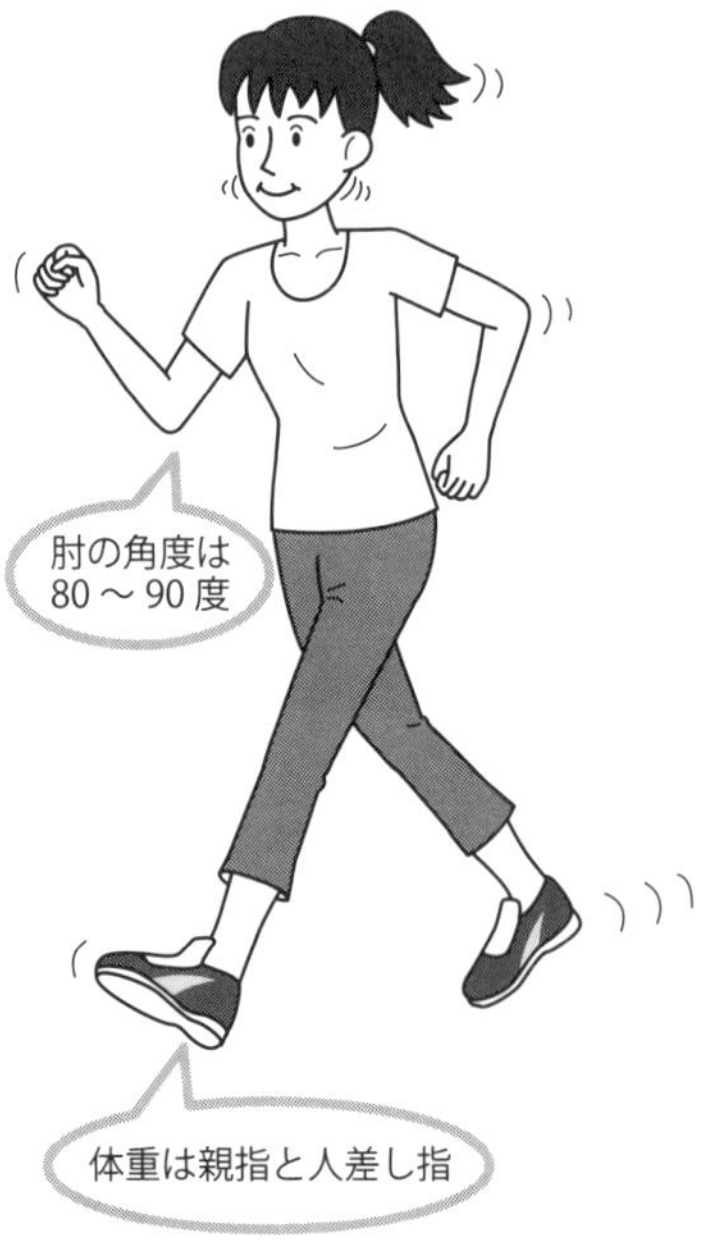
肘の角度は
80 ～ 90 度
体重は親指と人差し指

2 いつもより歩幅を少し広めにとって、一歩踏み出す

3 足が接地したら、体重を親指と人差し指の付け根へと移動させ、二本の指で地面を蹴り出す

4 腕は、肘を 80～90 度ぐらい曲げ、親指を上に向けて自然に振る

２～４のポイントを意識して、ガムをかみ、鼻呼吸をしながら 20 分ほど平坦な道を歩きましょう。

▼悩み「腰痛」をなんとかしたい！

最後にお伝えする目的別メニューは腰痛です。日本は腰痛が有訴率第一位、もっとも多い症状なのです。日本人の8割以上が生涯一度は腰痛を経験する腰痛大国なのです。

その腰痛の対処法をお伝えしていきます。

まずは、**「基本テクニック1〜5」**をしっかり行ってください。

そして、

・**足首パタパタトレーニング**
・**腰ひねりトレーニング**

を行い、最後に**「膝パタンパタントレーニング」**を行ってください。それでは最後のトレーニングをやっていきましょう。

基本テクニック1● ガムかみエクササイズ

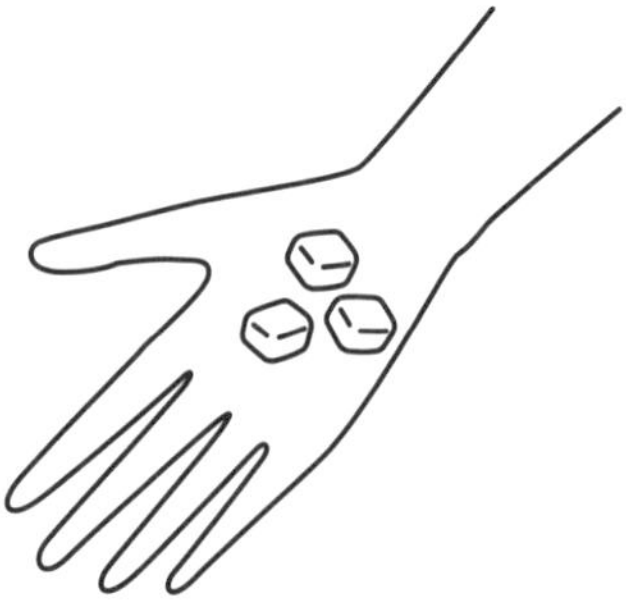

1 市販の虫歯にならない甘味料（キシリトールやエリスリトールなど）を使ったガムを用意する。板状のものより粒状のものがおすすめ

2 ガムを普段かんでいないアゴのほうへ、3個入れる

3 唇を閉じ、鼻で呼吸をしながら、ガムをゆっくりとかみつぶす。かんだときに上下の歯が当たらないよう、ガムをゆっくりと押しつぶすようなイメージで行うのがポイント。1回にかむ時間は20～30分を目安に

4 1～3の要領で、1日に3～4回行う

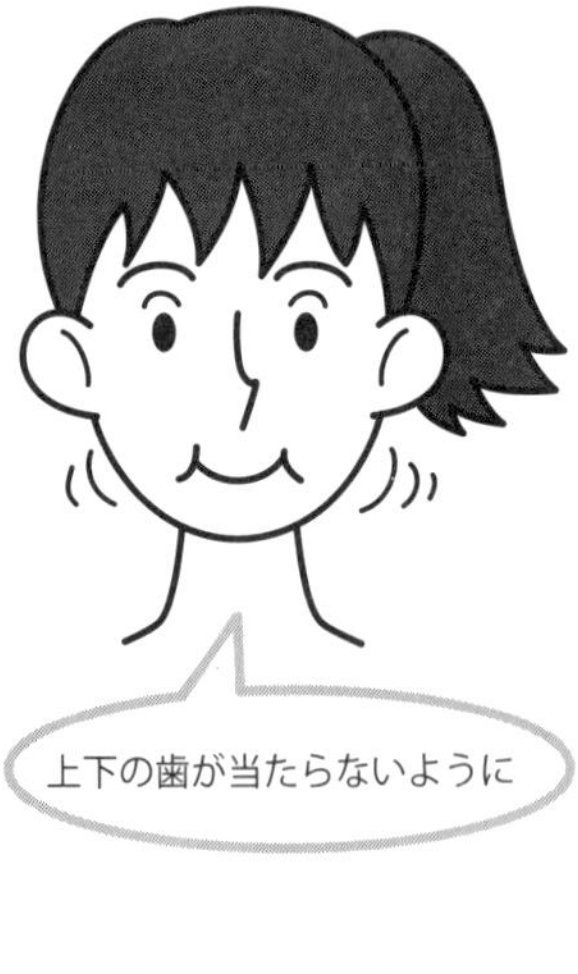

20～30分
×
1日3～4回

基本テクニック 2-1 ● アゴのグリグリ骨マッサージ

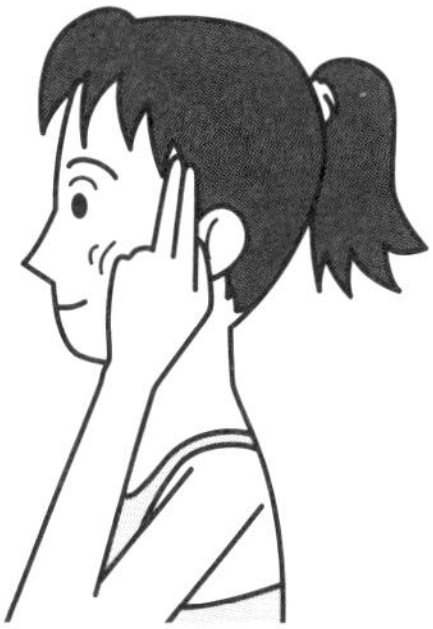

1 左右のこめかみの指１本分だけ後ろ横あたりの骨（口を開閉して筋肉の動きを感じるところが目安）を、それぞれ左右の人差し指と中指の２本で軽く押さえ、指を前後に小さく動かしながらグリグリとマッサージする

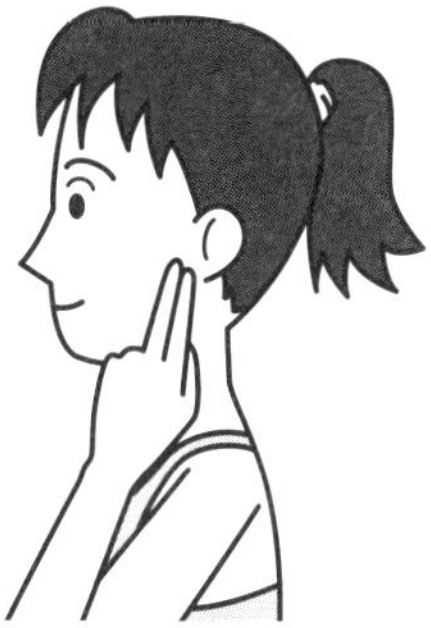

2 １の位置から、筋肉に沿って耳の前を通りながら、アゴの付け根あたりまでグリグリとマッサージをする

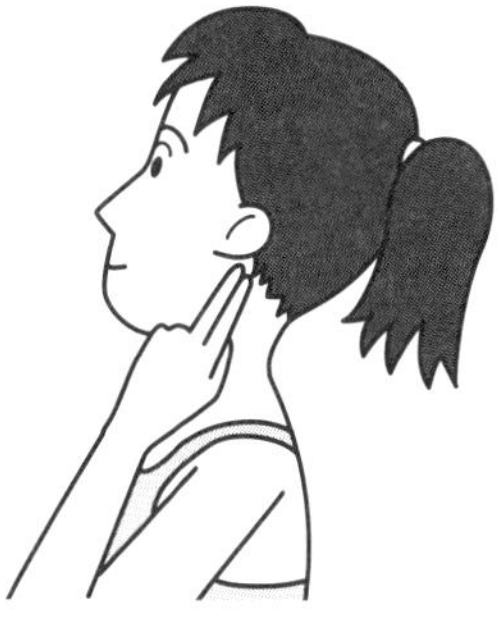

3 １、２の一連のマッサージを５～10 回行う。同じ要領で、耳たぶの真下のアゴの付け根を、２本の指でグリグリとマッサージする

基本テクニック 2-2● 首と鎖骨のグリグリ骨マッサージ

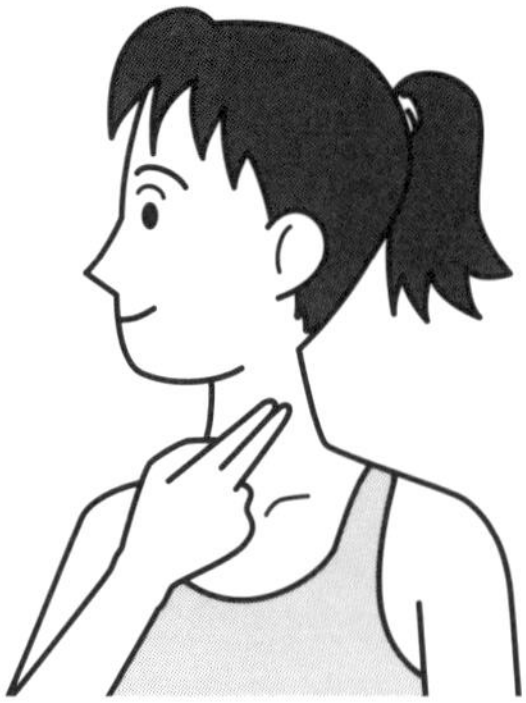

1 首を右に倒し、左の耳たぶの後ろのアゴの付け根に、右手の人差し指と中指の２本を当てる

2 １の位置から、カラダ中心側の鎖骨の端へと斜めに走っている胸鎖乳突筋に沿って、鎖骨周辺の骨を、グリグリとゆっくりマッサージしていく

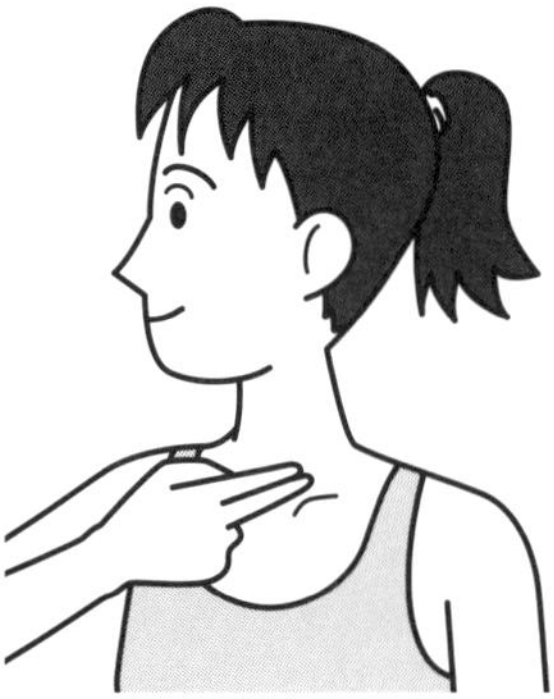

3 ２を 10 回行ったら、今度は首を左に倒して、反対側を同じ要領でマッサージする

基本テクニック3●舌突き出しエクササイズ

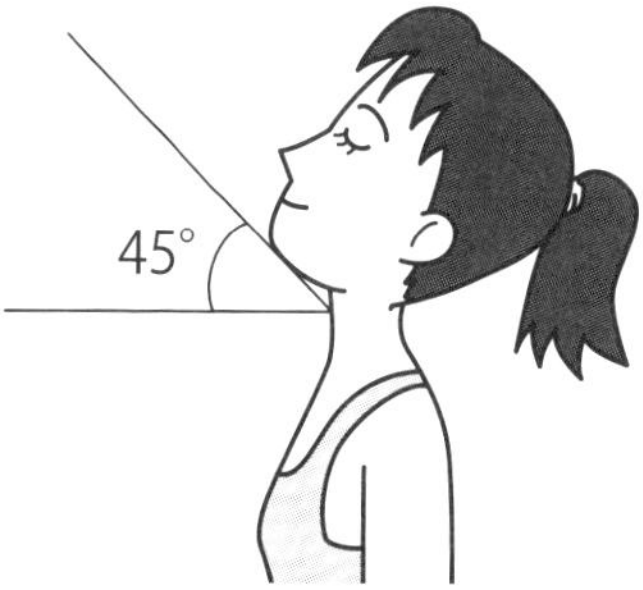

1 斜め上（45度ぐらい）を向き、口を閉じたまま下アゴを前に突き出す

2 そのまま下アゴを開いて、舌を前に突き出す。その状態で10秒キープしたら、舌と下アゴをゆっくりと元の位置に戻す

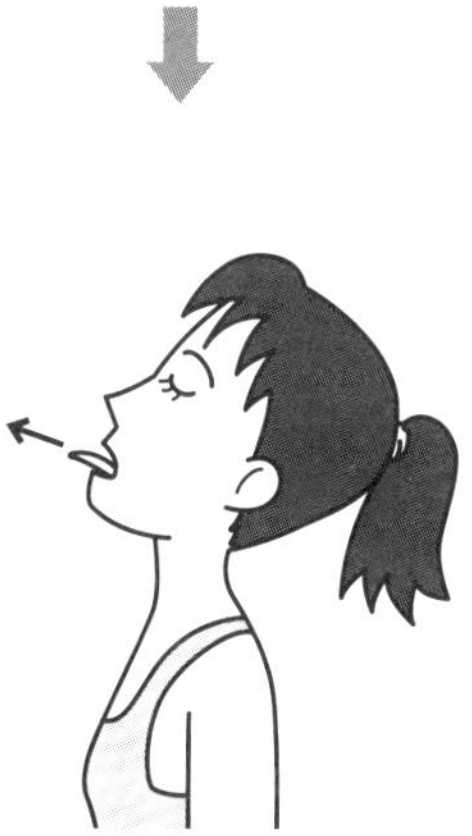

3 1と2の一連の動きを10回繰り返したら、顔を正面に戻してリラックス。このとき上下の歯と歯が当たっていないかを確認

※1～3を1セットにして、2回行う

基本テクニック4●肩すぼめ呼吸エクササイズ

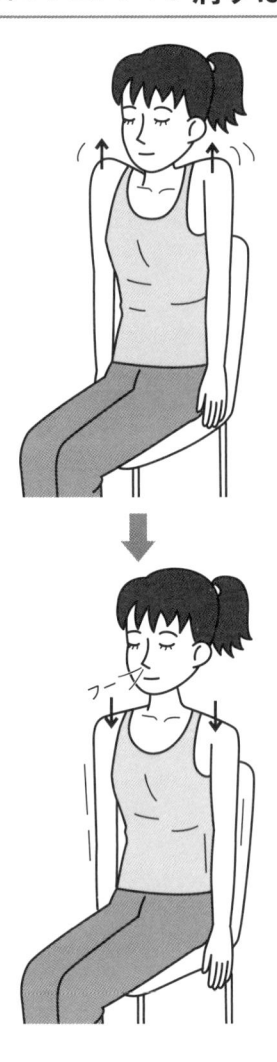

1 背筋を軽く伸ばして、椅子に座る

2 軽く口を閉じ、鼻から息を吸って、胸を大きくふくらませる。この状態で息を止め、肩をぐっと引き上げてすぼめ、10秒間キープする

3 ゆっくりと鼻から息を吐きながら、肩をおろす。息を完全に吐き切ったら、一連の動作を5回繰り返す

基本テクニック5● 寝てバンザイ呼吸エクササイズ

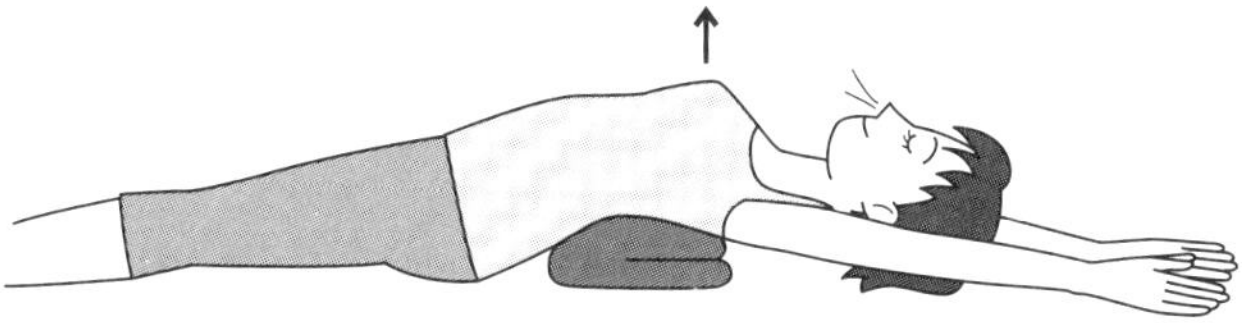

1 仰向けに寝て、胸の下にクッションを入れる（クッションは痛くないぐらいの高さ）。両腕をまっすぐ上に上げて、バンザイの状態になる

2 鼻から息を吸って、胸を大きくふくらませる。肋骨を上に引き上げるようなイメージで行う

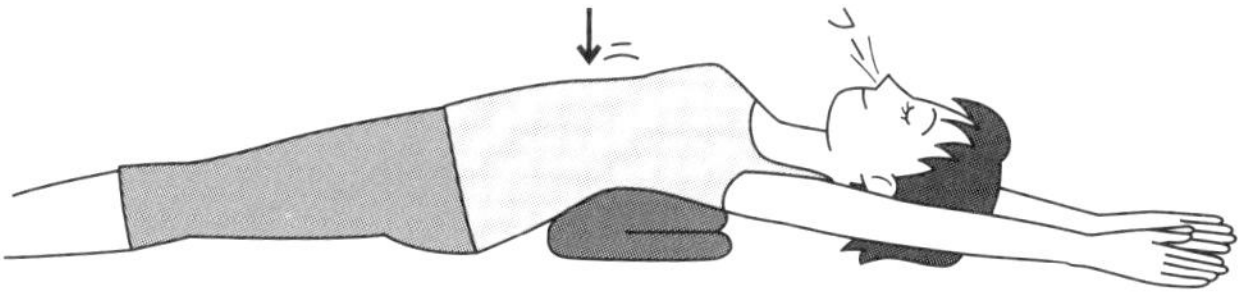

3 次に鼻からゆっくりと息を吐く。お腹がぺたんこになるまで、しっかり息を吐き切る。この一連の動作を 10 回繰り返す

足首パタパタトレーニング

骨盤と股関節のゆがみを整えるエクササイズです。腰痛や股関節痛、膝や足首の痛みなど、下半身のトラブルを改善するのに有効です。これもゴムバンドやヒモなどを使いましょう。

足首をしばっておかないと、両脚を均等に動かせません。また、股関節をしばることで矯正効果が上がります。

1 両脚をそろえ、足先が左右どちらかに倒れていないかを確認したら、ゴムバンドで両足首の上と、股関節の下あたりをしばる

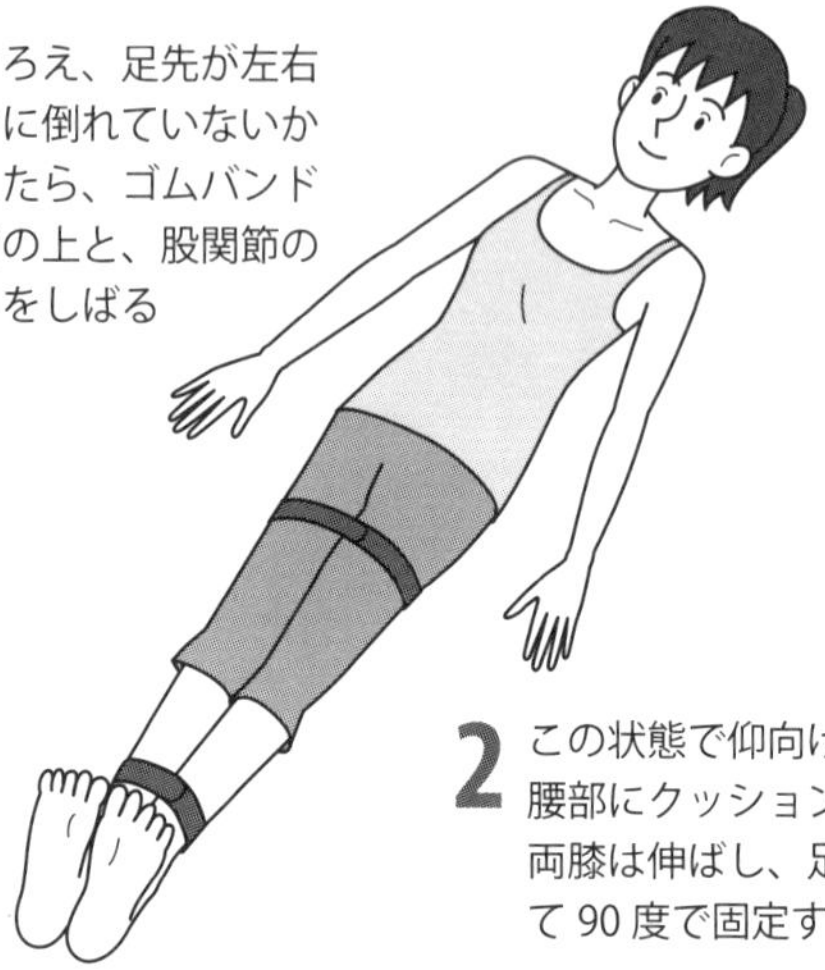

2 この状態で仰向けに寝て、腰部にクッションを当てる。両膝は伸ばし、足首を立てて 90 度で固定する

3 両足首をそろえたまま、足首から先を右にゆっくりと倒す。一度元に戻し、今度は左にゆっくりと倒す

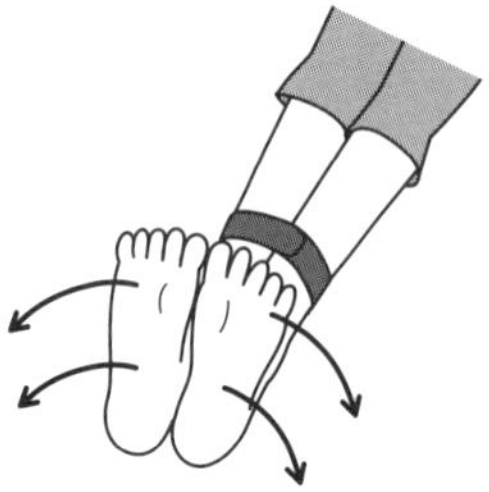

4 倒しにくいほうに、パタパタと強めに倒す。10 回を 1 セットにして、2 セット行う

ゆがみを整え、下半身トラブルを改善

腰ひねりトレーニング

さきほどの足首パタパタと同じ姿勢から、今度は腰を左右にひねります。骨盤のゆがみを矯正して下半身のバランスを整えます。下肢痛や下半身のダイエットにも有効です。

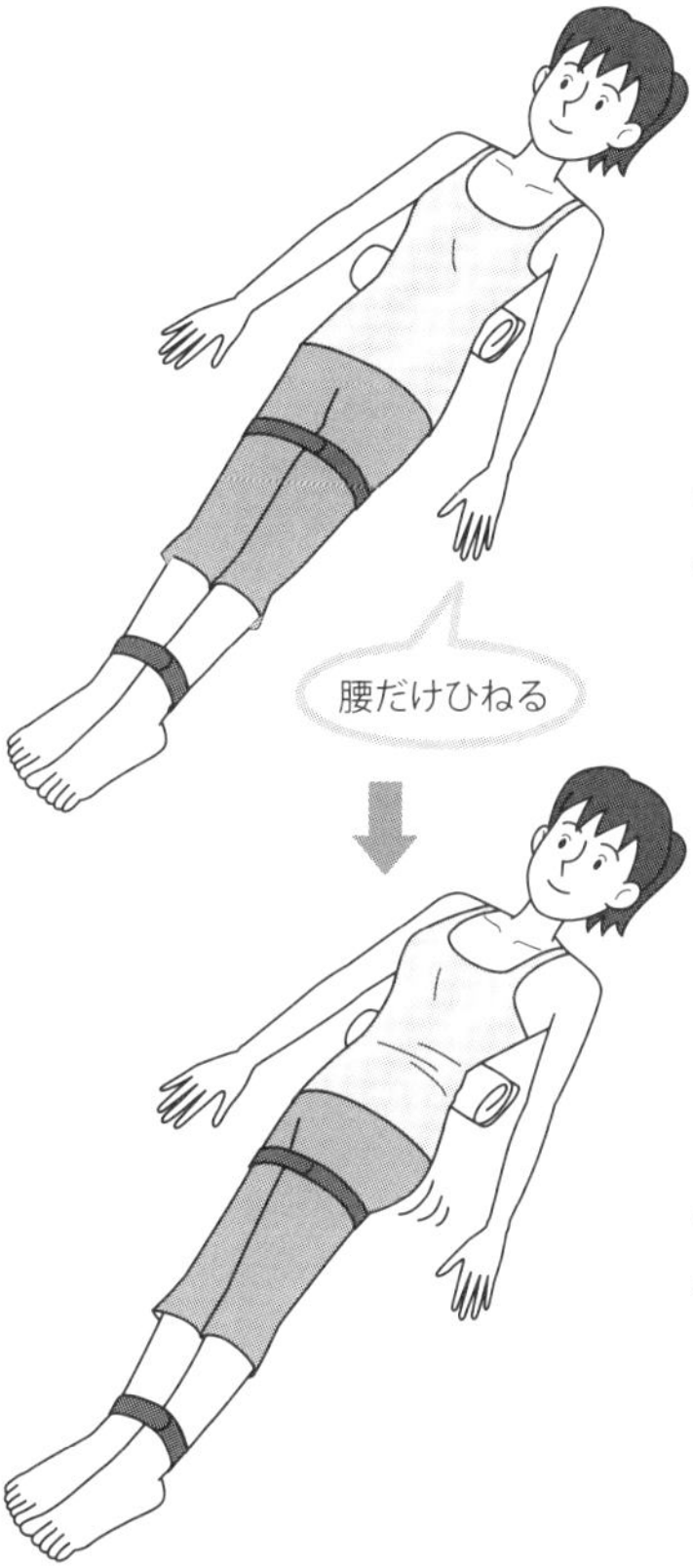

1 両脚をそろえ、ゴムバンドで両足首の上と、股関節の下あたりをしばる

2 この状態で仰向けに寝て、腰部にクッションをあてる。両膝は伸ばし、足先は力を抜いてリラックスさせる

3 なるべく両脚をそろえた状態で、腰を左右にゆっくりとひねる。これを20往復行う

下半身トラブル改善だけでなく、ダイエット効果も！

膝パタンパタントレーニング

1 両脚をそろえ、ゴムバンドで両足首の上と、股関節の下あたりをしばる

2 この状態で仰向けに寝て、腰部にクッションを当てる

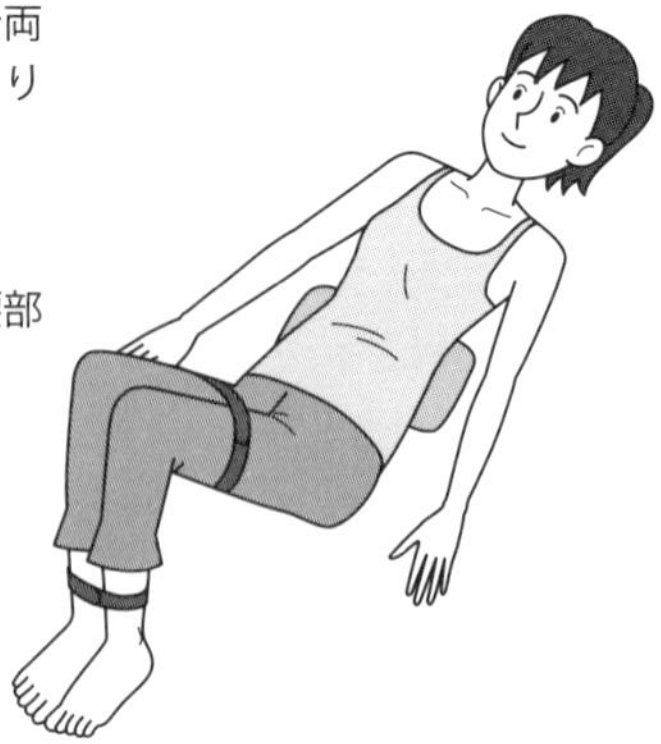

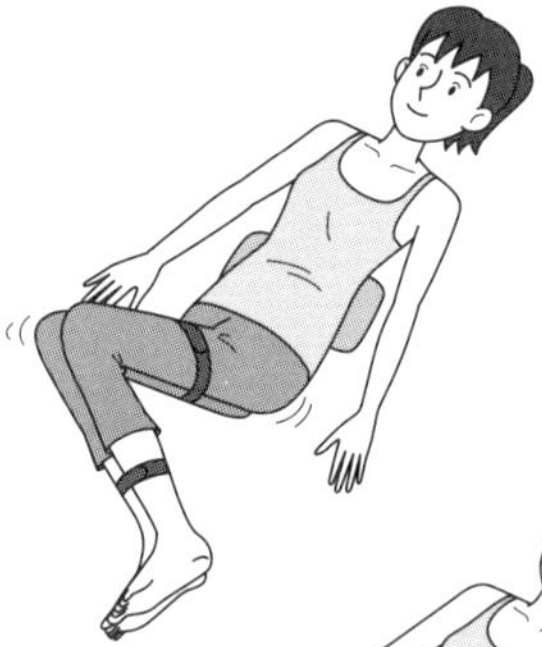

3 両膝を立て、ゆっくりと右に倒す。倒すときに両肩が床から離れないように注意。倒した状態で5秒キープしたら、一度元に戻す

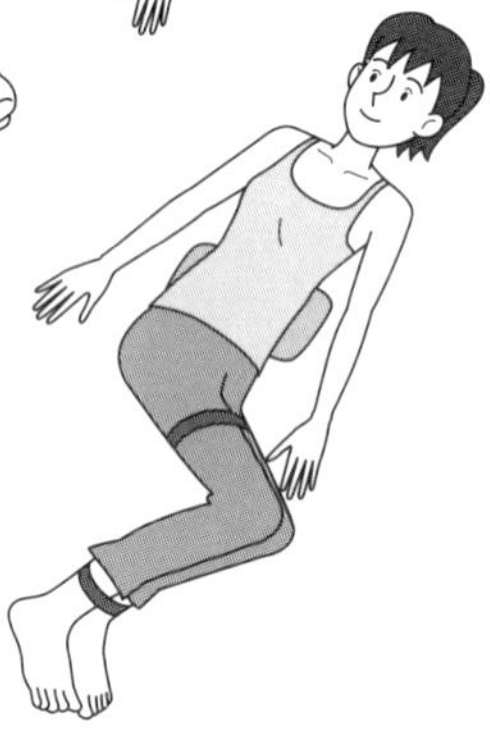

4 同様に、今度は左にゆっくりと倒し、5秒キープして元に戻す

5 膝を左右にパタンパタンとゆっくりと倒します。倒しにくいほうは強めにじっくりと。左右10回ずつ行う

著者略歴

一九六一年東京都に生まれる。「ゆがみ矯正治療」のゴッドハンド。柔道整復師。東京・世田谷区にある三宿整骨院院長。

一回の治療で、歩けなかった人が歩いて帰宅、腕が上がらなかった人が痛みがとれスッと上がるようになった…等々の奇跡の治療で、なかなか予約がとれないカリスマ整復師。多くの有名人、モデル、俳優、アスリートもお忍びで治療を受けている。

高校時代に大怪我を負い、治療を受けた整骨院の院長に感銘、国家資格の柔道整復師を目指す。都内の整形外科リハビリテーション科に勤務後、独自の矯正法「3関節同時矯正法」を考案し、自己矯正療法医学会を設立。現在までに2万人以上の「カラダのゆがみ」を治療している。

「ゆがみ」を治《なお》す！

——アゴのゆがみが肩《かた》こり・腰痛《ようつう》・冷《ひ》え・不眠《ふみん》・肥満《ひまん》などの原因《げんいん》だった！

二〇一四年二月一六日　第一刷発行

著者　渡辺《わたなべ》　泉《いずみ》
発行者　古屋信吾
発行所　株式会社さくら舎　http://www.sakurasha.com
東京都千代田区富士見一-二-一一　〒一〇二-〇〇七一
電話　営業　〇三-五二一一-六五三三　FAX　〇三-五二一一-六四八一
編集　〇三-五二一一-六四八〇
振替　〇〇一九〇-八-四〇二〇六〇

装丁　石間　淳
写真　石田健一
本文組版　朝日メディアインターナショナル株式会社
印刷・製本　中央精版印刷株式会社

ISBN978-4-906732-66-1